疯狂的伤寒论 1

——遇见失传的圆运动古伤寒论前传

陈喜生　著

全国百佳图书出版单位

中国中医药出版社

·北京·

图书在版编目（CIP）数据

疯狂的伤寒论.1，遇见失传的圆运动古伤寒论前传/
陈喜生著.—北京：中国中医药出版社，2021.4（2024.4 重印）
ISBN 978-7-5132-6630-7

Ⅰ.①疯… Ⅱ.①陈… Ⅲ.①《伤寒论》—研究
Ⅳ.① R222.29

中国版本图书馆 CIP 数据核字（2021）第 003979 号

中国中医药出版社出版
北京经济技术开发区科创十三街 31 号院二区 8 号楼
邮政编码　100176
传真　010-64405721
三河市同力彩印有限公司印刷
各地新华书店经销

开本 880×1230　1/32　印张 9.75　字数 197 千字
2021 年 4 月第 1 版　2024 年 4 月第 3 次印刷
书号　ISBN 978 - 7 - 5132 - 6630 - 7

定价　49.00 元
网址　www.cptcm.com

社 长 热 线　010-64405720
购 书 热 线　010-89535836
维 权 打 假　010-64405753

微信服务号　zgzyycbs
微商城网址　https://kdt.im/LIdUGr
官 方 微 博　http://e.weibo.com/cptcm
天猫旗舰店网址　https://zgzyycbs.tmall.com

如有印装质量问题请与本社出版部联系（010-64405510）

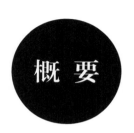

概　要

　　本书运用幽默睿智的语言解读中医经典之最——《伤寒论》，融合古今名医研习伤寒的精华，传递和而不同、立足临床的学习之道。秉承传统研究《伤寒论》的六经辨证之法，从表至里，循序渐进，不遗余力地贯穿以精妙的圆运动思想，将中医思维紧紧地拴在一个圆里，展示出了一气周游伤寒的精髓。解释医理和分析经方交替进行，意在让读者领略《伤寒论》的严谨和实用，原本博大精深的《伤寒论》终于再次被赋予了全新的血肉和疯狂灵魂。

谨以此书献给我的偶像

黄元御先生和同样疯狂

热爱着黄药师的人儿

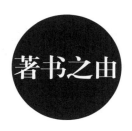

著书之由

和子由渑池怀旧

人生到处知何似，应似飞鸿踏雪泥。

泥上偶然留指爪，鸿飞那复计东西。

老僧已死成新塔，坏壁无由见旧题。

往日崎岖还记否，路长人困蹇驴嘶。

这是我最喜欢的一首诗，分享给大家，是出于内心深处那份炙热的爱。提笔写这本书的理由，差不多也同于此。

庚子年·春

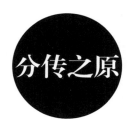

分传之原

　　经过对以黄元御老师的《伤寒悬解》和柯琴老师的《伤寒来苏集》为首的伤寒著作长达数年挑灯窥探后，愚钝的小水牛惊喜地发现，《伤寒论》其实并不复杂，风寒侵入人体的过程就分两大阶段，即传经前与传经后。所以小水牛斗胆自作主张，以传经为节点，把本书分作前后二传，前传叙传经前之事，后传说传经后之情，特此公告。

目录

第一论

营卫解——
灵妙的
防御屏障

在这个开卷的时候，小水牛有一个明知不太可能会实现，但却很强烈的想法。我在想，现在要是能借用一下马良先生的神笔就好了，这样我就可以在这画一碗色香味俱全的鸡汤。当你们一打开书的时候，每个人的面前便会出现一碗热气腾腾、见了就直流口水的鸡汤。

为什么有这个想法呢？一来根据经验，一份别出心裁的见面礼总能增加对方对自己的好感。收了礼物后，就算以后知道小水牛有多讨厌，也不好意思说出，对吧？哈哈。二来也是根据经验，犒劳了肚子，往往可以取悦我们的脑子。所以在要脑子干活之前，我们一起喝碗可口暖心的鸡汤，应该也是有好处的。

很可惜，马良先生今儿没在家，我没借来神笔，所以也就没法请大伙喝鸡汤了。

不过我知道，大家应该也看不上小水牛的什么鸡汤，毕竟这在现在不是什么稀罕玩意儿。如果可以，你们更想要我画的是一座金山，一颗巨无霸的钻石，对吧？嘿嘿，想得倒挺美。

在如今这个富饶和谐的社会，鸡汤确实已不是什么稀罕的东西了，小水牛相信大伙都该喝过（真心没有喝过的同学有空可以来小水牛这儿做客，我做的鸡汤还是相当不错的），那你们可知道这鸡汤，被我们张嘴，敞开喉咙，呱啦呱啦，喝进肚子之后，会变成什么吗？

是这样的，这鸡汤喝进胃里后，我们体内便有一股像火一样温热旺炎的能量赶来磨化。这股能量有个名字叫"脾阳"，这个脾阳赶来之后，非常地干脆利落，就真的像火一样，在鸡汤下面烧灼。不一会儿，这满是美味的鸡汤就会被这脾阳蒸发成一团腾腾向上的湿润的热气。大家能不能想象这个过程？这碗鸡汤就像倒在了烧得热烫的铁板上一样，"吱"的一声，汤汁全被蒸发成了雾气。

需要说明一点，这里我们只是拿鸡汤作一个例子。其实不只是鸡汤，别的食物也是这样的，什么米汤、面食、谷物统统都是这样，通过脾阳的磨化，食物的精华都会被转化为这么一团热气腾腾的雾气，就像黄元御老师在《四圣心源》里说的"脾阳蒸动，水谷精华，化为雾气，游溢而上"。当然，非要说不同，那一碗香气腾腾的鸡汤跟一碗臭豆腐疙瘩汤，转化成的精华雾气还是有点不同的，单闻那个味就知道了，对吧？咱在这里没有瞧不起臭豆腐的意思哈。具体食物磨化的过程，我们后面会详细再聊，这一块儿的内容是蛮重要的，今天主要先集中精力来说说这团水谷蒸化而成的雾气。

大家看下面这幅图，这团被脾阳蒸发而成的雾气，有一个名字，叫"正气"。大家没有看错，就是我们常常说的——做人为官，不要太贪，要一身正气、两袖清风的那个"正气"。

关于正气，在很久很久以前有这么一段对话。大概是 5000 年前的一个夜里，黄帝略带紧张地叩响了他的老师岐伯家的大门，深夜到访，所求何事呢？

脾阳蒸动，水谷精华，化为雾气

黄帝问道："老师，现在瘟疫肆行，有没有什么办法可以避免被外在的各种邪气伤害呢？"

岐伯揉了揉睡眼，打着哈欠答道："嗨，还以为着急忙慌是有多大事呢。你用不着害怕，在我们的体内有一团由水谷食物化生而来的热气腾腾的雾露之气，这热气叫正气，它会把我们全身保护得严严实实。只要这正气充实内存，我们大可不必担心外边的邪气，因为邪气根本没机会伤害到我们。"（详情可见《素问·刺法论》，"正气内存，邪不可干"这句特别有名的话就出自这一段对话。）

听了老师的话，黄帝悬着的心一下就放下了，原来我们的身体里有如此宝贝，那还怕啥呀，于是满带歉意地叩谢老师后，便回去睡觉了。这一躺下，脑中又冒出了一个问题：老师刚刚说像热气一样的正气会保护人免受邪气的伤害，那这正气具体是怎么保护人的呀？

是啊，就这么一团缥缥缈缈的热气，看起来也没什么特别，怎么就能保护人呢？是怎么个保护法？它有本事抵挡住所有的邪气吗？

来，别走开，我们今天啥也不干，就来看看人身上这团热雾般的正气到底是怎么保护人的。

一对冤家，营与卫

被脾阳蒸烤，"吱"的一声由汤汁变成的这团雾气，就跟我们打开馒头蒸笼时，从里边向外朝我们迎面扑来的热气一样，充满了能量，充满了好散之性。它自从在中焦脾胃出生后，就会噌噌地往上腾，从中焦一直头也不回地往上焦冲腾，一路冲到位置最高的肺脏。肺脏大伙了解吧？

不了解？好，没关系，我们很快就会了解它的，现在不了解没关系，因为这热气腾腾的正气只是从肺脏这里路过而已。来到肺脏的正气，依旧是那般的热烈，那般的闹腾，它还会继续冲散。可我们都知道肺为华盖，这已经是人体内脏腑最高的地方了，还怎么冲呢？往上没有路了，那就往外去，于是这热烈的正气就从肺顺着大经、顺着小络，一直冲散到了体表去。

所以朋友们，在我们的身体里，是有这么一股力量的，它由水谷化生而来，充满能量，会一路从下往上，再从上往外发散至体表皮毛。所谓"天公平而无私，故美恶莫不覆；地公平而无私，故小大莫不载"。我们每个人，无论贫穷富有，无论老弱病残，只要还活着，只要还能吃得下饭，就都会拥有这股力量，最多是强弱不同。这股力量有文为证，《素灵微蕴》云："水谷入胃，脾气消磨，渣滓下传，精微上奉，化为雾气，归之于肺。肺司气而主皮毛，将此雾气，由脏而经，由经而络，由络而播宣皮腠，熏肤充身泽毛。"

如此充满能量，像热雾般的正气，从我们的体内一路狂奔到体表后，接下来会如何呢？大伙猜猜看，这热烈的正气、这充满能量的正气，接下来会干吗？

接下来的事情，是蛮好玩的——只见这热烈得不可一世的正气，在冲到体表，眼看就要从那上面的腠理孔窍散到外边的时候，会突然停下来。真的，这正气就像一匹在悬崖边及时勒住的马一样，停在了体表皮毛之间，不再往外走，哪怕一步。是不是挺好玩的？这本性温热发散像蒸笼里热气一般的正气，在温散之性的推动下，能够从体内中焦经肺一路宣散到体表，可却没有顺势一口气跑到体外去，而是恰恰在快要散出去的时候，停了下来。这是什么情况？难不成这正气还自带了刹车系统？

事情是这样的，这正气不懂啥刹车、勒马的，它本来就是铆足了劲要冲出人体，要冲到外边的世界去的。殊不知，眼看就要离开体表的那一刹那，一阵凉飕飕之气突然出现，横在了它的面前，一下把它给拦了下来。来者何人呢？从哪跑出来的什么凉飕飕之气呢？

其实这个气不是从哪跑来的，而是整个自然界都是这种凉飕飕之气。

我们知道外界自然空气的温度一般低于人体的温度，人的体温是在37℃左右，外界的温度很少会接近这个数值，一般都远低于这个温度，对吧？那大家有没有想过这是为什么呢？

这是因为自然界中充斥着大量清凉而纯净的大气，这些大气相比人体之气更清、更刚、更健，用朱丹溪老师的话说："自其无极者观之，故曰大气。至清、至刚、至健，属乎金者也。"因为外界大气比人体内的气更清凉纯净，所以也就使得外界的温度总会比人体的低。

我们这个世界大部分地方都充盈着这清凉的苍天之气，自然咯，我们人大多数情况下也都生活在这清凉苍天之气的周围。这么说吧，我们现在体表之外基本就是清凉的苍天之气，人就像泡在里边似的。

因而人体内的正气要从体表冲出，自然就一定会和这个充盈在周围的清凉之气相遇。

温热阳散的正气浮升至表，正打算外散时，总会碰到清凉的苍天之气，一个温热，一个清凉，这两者撞在一起会发生什么事情呢？

只见那冲在最前边、最彪悍的温热的正气在庞大的清金大气的同化下，会瞬间冷却下来，马上会退去阳热好散之性，变得清凉可收，然后就停驻在体表。大家能想象这个过程吗？人的周围全是清凉之气，热腾腾的正气来到体表后全被这些凉气给凉化下来，然后都乖乖地停在体表。生活在北方的朋友，可能更容易理解这事。我们知道，在北方寒冷的冬天，室内的热气噌噌往外腾，腾到窗户的时候，碰到了窗户上面冷冷的玻璃便会停下来，在那上面凝结成霜，对吧？所以有时候早上一起来，会发现屋子窗户上的玻璃全开满了"花"，各式各样、美丽神奇的冰花铺满一块块的玻璃。这温热的正气受苍天清气凉化，变得清凉可收的过程就跟这冬天"窗花"形成的道理是一样的。正气从体内至外，也是遇冷受到凉化，不同的是，苍天之气没那么阴寒，正气这热雾不至于一下就化霜结冰，只是由热气变成了凉气。（有没有化霜结冰的时候呢？嘿，不妨先猜猜哦。）

大家要明白的是，这正气之所以从中焦一路冲到外，却在最后一刻停了下来就是因为遇到了清凉的苍天之气。如果没有这个苍天之气，人体的正气是会一散到底的，这就是天气一热，这个苍天清气一稀薄，人就会大汗直流的原因。

重点来了。正气本来是一体的，就是一团热雾腾腾之气，这气从肺宣发至表，其中最彪悍、散得最快、跑在最前面的一到体表，就受到了苍天之气的同化，变得清凉可收。这样一来，正气就被分成了两派，哪两派呢？一派就是在跑在最外边已经变得清凉收敛的清气，一派就是落在后面还没能接受凉化、仍旧温热好散的热雾。大家应该能明白吧，本是同一热雾，有散得快的，有散得慢的，散快的抢先受同化变得清凉，后边的则还是温热的。就是这么个道理而已。

因为分成了两派，所以为了能够区分两者，古人就把最外边的清凉之气命名为"卫气"，卫外而固之意；而把在里边的温热之气命名为"营气"，营运不息之意。这营卫本一体，后分为二，如天道一般，道生一，一生二；也如张景岳老师说的"但行于内者便谓之营，行于外者便谓之卫，此人身阴阳交感之道，分之则二，合之则一而已"。

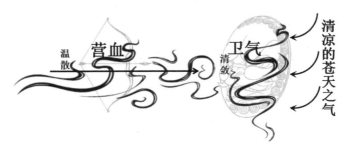

温散的营血和清敛的卫气

不过营卫现在可没有心情管什么分分合合的，本来是合为一体向外面世界冲去的，现在却变成了一方为温热好散，一方为清凉收敛。你们猜这如同水火的两方，会干什么呢？

还能干什么，它们打起来了呀！

跑到最外边、抢先受到了金气的同化而变得清凉可收的卫气，现在已没有了往日的闹腾，如今是一心往里收敛，收敛清肃的它一下就把体表的孔窍都给关上了，就像黄元御老师在《伤寒说意》里说的那样："卫秉金气，其性清肃，清肃则窍闭。"

卫气这么一关，落到后边还是一腔热血、满心发散的营气可就受不了了。大哥，你这算咋回事，我们不是商量好一块到外面去的吗？这眼看就快成功了，你抽什么风，为什么要在这里收敛孔窍，赶紧把门打开，要不然有你好看的。你不是不知道，我的背后可是有一群阳热兄弟，他们都在陆续赶来，等会儿把你这里冲得稀巴烂，可别说我不顾往日兄弟情，快点！开门！

只见卫气从守卫交椅上懒洋洋地站起来，应道：嚷什么，嚷什么。外面的世界有什么好看的，我才不稀罕，我觉得守在这体表就很不错，不用折腾，安逸地过日子挺好的。你也别冲动，我已今非昔比了，你那些破兄弟就知道跟着瞎闹，我的背后可是整个"苍天之气"。你要是动一下，休怪我刀剑无眼。

好家伙，话不投机半句多，有体内源源不断的正气做支援的营血和有整个"苍天之气"做靠山的卫气一言不合，无须多言，就这样干了起来。它们这架打得也是很有意思，阳热好散的营血啥也不管，就是一个劲推、打、捶，反正就是一心要撂倒卫气，然后往外冲去。而清凉喜敛的卫气也什么都不管，就是一个劲抱腿、捆手、锁腰，拼了命不让营血出去。一个偏要出去，一个偏不让出去，两股力量就这样在体表干了起来，瞬时红旗招展，沙尘滚滚，刀光血影，你们猜，最终谁赢了？

只见硝烟散去，在漫漫的沙场中央，躺着两个气喘吁吁的身影——原来营卫大战 300 个回合后，谁也打不过谁，最后落了个平手。

等休息够了，这两兄弟起身拍拍身上的尘土，四目相对，然后不约而同地笑了。正所谓一笑泯恩仇，算了，反正谁也打不过谁，不如坐下来心平气和地聊一聊吧。

这一聊，营卫兄弟俩达成了和平共处条约：既然谁也打不过谁，不如就原地休息吧，营血你也别折腾着外散了，而我卫气也保证不完全把体表收敛死。平日里没啥事咱就在体表和平地相处，有事咱到时另说。

朋友们，小水牛并没有开玩笑。事情真的是这样的：营卫在形成的过程中，会有一个交争对抗的过程，对抗交争过后，两者的发散之力和收敛之力会达到一个相对均衡的情况，因而最后便会在我们的体表形成一个"营卫相和"的格局——在里的营血不妄散，在外的卫气不妄敛，你别散，我也别收，营卫就这样在体表安定了下来。正因营卫和谐不闹腾，所以我们的体表平日里也就不会有什么动静，都是一派宁静祥和之象。

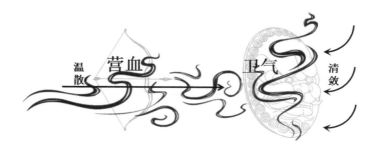

体表营卫相和不争的格局

大家现在可以放下书本，认真抚摸一下我们的身体，闭上眼睛感受一下。我们的身体最外边就是一层致密的卫气在包围着，它就像一件致密的盔甲一样，披在了最外边。用两个指尖捏起一小块皮肉，有没有感受到一股往里收的紧绷感，那紧绷感就是卫气在收敛所表现出来的状态。这层像致密盔甲般的卫气里面，紧跟着就是温热好散，像火、像离弦之箭的营血。用手掌贴在皮肤上面，有没有感受到温温的热流，那热流就是正在使劲要散出来的营血。所以，朋友们，我们的体表是有一道屏障的，这道屏障分两层，外边一层是清凉彪悍收敛、势如盔甲的卫气，里边一层是温热湿润好散、仿似火箭的营血。

之前我们的岐伯老师说人体内的正气可以对抗世间所有邪气，你们知道吗？正气在体表形成的这道外卫内营的屏障，就是正气对抗世间所有邪气的武器。或者这么说，正气就是以外卫内营这个状态来对抗全世界的。

大家是不是很好奇，就这样一层收敛之卫、一层发散之营的所谓屏障就能对抗全世界吗？这道营卫屏障看着也不像这般厉害呀，小水牛，你该不会是逗我们玩的吧？

没有逗大家，各位可别小看了这一道营卫屏障。别看它们既不外出也不内入，好像"空无"一般，大家要知道在这个"空无"中是有两股力量同时存在的——守在外的卫气阵营有一股得天独厚的收敛之力，在内的营血部队有着一股与生俱来的发散之力。这两股力量单独存在未必有多强大，但合在一起，那可是有着无穷、灵妙的力量的。

有这发散之力和收敛之力，就很厉害吗？有多厉害呀？

灵妙的防御屏障

这样吧，我们先放下营卫，来说说这世界的邪气，说完大家应该就清楚了。

天下之道，有无相生，善恶相随，这个世界有好人，也有坏人。同样的，自然界中有利于我们生存的清净正气，也有不利于我们活着的浑浊邪气。这些邪气和那永远消灭不完的坏人一样，有着各式各样的坏。

一开始人们很恐慌，邪气太多了，数不胜数，而且各种邪气都不一样，造成的危害也各有特点。更夸张的是，同一邪气有时候还带"变异"的，这太吓人了，这该从何处下手应对呀？

后来我们那天才的祖先，在万里之内寻明见，于毫厘之优探乾坤。经过漫长岁月的摸索，终于摸清了，外界邪气虽然看起来变化万千，但从其性质和破坏方式来看，其实就只有两大类。

你们知道是哪两类吗？

一类是温热好散的，一类是寒冷好敛的。这其中温热好散的邪气在攻击人时，就像一头头野兽一样，横冲直撞，遇见什么就撞什么，无比暴力。而寒冷好敛的邪气在攻击人时，则像一张密不透风、逐渐收缩的黑暗之网，它们会把人整个封锁在里面。人们把温热好散的邪气称为"阳邪"，寒冷收敛的邪气称为"阴邪"。

大伙能明白不？外界的邪气很多，寒热暑湿燥火各具特点，但从进攻人体的方式来看，就分两种——一种是直接暴力，上来就是直接冲撞、撕裂体表的。这种阳散暴烈、清扬开泄的邪气统称"阳邪"。还有一种它不跟你正面冲突，而是悄悄地黏附在体表，如同一张大网，也如一只无形的大手一样，从外往里收紧，就像要把我们捏成肉团似的。这种阴敛黑暗、收引凝滞的邪气统称"阴邪"。

这个世间的邪气分成两种，一种是阳邪，一种是阴邪。而我们刚刚说了，体表的营卫正好也有两种力量，一种是收敛，一种是发散。巧的是，营卫的这两种力量正好就可以分别对付世间这两种邪气。

我们说阳邪像野兽一样，阴邪像收网一样，而咱体表上的营卫联起手来，正好同时具有守兽和攻网的能力——在外清凉的卫

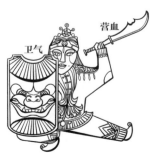

双持矛盾，散敛兼备的防御屏障

气有收敛之功，当暴动好散的阳邪横冲直撞来试图冲破体表时，清凉收敛的卫气就像坚固的盾牌一样，能够将阳邪牢牢挡在外边，让它撞也撞不开；在内温热的营血有着发散之力，当狡诈善收的阴邪偷偷打入内部想把人包围起来时，温热发散的营血就像一把锋利的刀刃一样，能够将阴邪这网撕破，然后将其轰出体内，让它收也收不得。

散敛兼备，能攻可守，营卫组合成一个整体，就像一个个手持盾牌和利剑的重装步兵，在我们的体表修筑了兼具温散和清敛的防御屏障。其中清敛之卫专门用来对付野兽般的阳邪，温散之营专门用来对付黑网般的阴邪。因为天地的邪气不是阳邪就是阴邪，所以我们体表这个能敛能散的营卫屏障可以对抗世间所有邪气。

看似自相矛盾，实则微妙玄通，不显山，不露水，却有着横扫万敌的本事，咱们体表的这道屏障就是这么一副神奇而灵妙的模样。

从出生到死亡，体表这道将人裹得严严实实的伟大屏障都一路陪伴着我们，在人生的路上为我们披荆斩棘，让我们可以一次次在风雨中化险为夷，然后接着砥砺前行……

这么说大家可能还是不太信，对吧？这样一个外敛内散的所谓营卫屏障真的这么厉害吗？你说它能防阳邪又能挡阴邪，那具体是怎么个防法，怎么个挡法？然后就算这个屏障可以防所有邪气，那总该也会有被攻破的时候吧？到了那个时候人失去了这层营卫的保护，又会怎么样呢？

来，别走开，悬念马上——揭晓……

太阳中风——何为营卫不和

呼啸的狂风像是挣脱了封印的恶魔，尽情释放着压抑许久的愤怒。事情说来就是这么的巧，小水牛这里刚刚被一场小台风光临了。还是老样子，每次台风来袭，风总将张扬宣泄的破坏力展现得淋漓尽致，好像是冲躲在窗户里的我挑衅似的。风自然不会知道，小水牛可不是怕它，只是厌倦争斗罢了。如果非要一战，那就来吧，谁怕谁呀？

话音刚落，风就迎面袭来，途中除了受到点破衣粗棉的阻挡外，几乎是毫无压力就来到了我跟前，而且连招呼也不打一声，就这样直接向我的体表发起了猛攻。

不着急，就让这个无知的风邪先嘚瑟一下，我们先泡杯清茶，来聊聊另外一个问题。

学习过中医的同学应该都知道，外界的邪气除了分成阴邪、阳邪外，还有一种分法，那就是把阴阳之邪细分成六邪，分别为风、寒、暑、湿、燥、热，对吧？而仲景老师在整本《伤寒论》中就一直在讲风邪怎么怎么样，寒邪怎么怎么样，然后也只告诉我们人伤寒了要怎么办，伤风了要怎么办。这就造成了一个问题，很多人在学完《伤寒论》后，心里慌得不得了，老是想着你只告诉我风邪、寒邪来了怎么办，那要是来的不是风寒，是别的什么暑、湿、燥的邪气，我该怎么办呀？

大家是不是也有这样的疑问？

其实大伙不用慌，因为仲景这里的风寒和六邪之中的风寒不是同一个概念，或者应该说这里的风寒概念要大得多。什么意思呢？这么说吧，仲景老师说的"风邪"和"寒邪"其实指的就是阳邪和阴邪，也就是说这里的风邪指的就是阳邪，而寒邪就是统指阴邪。风即阳、寒即阴，阳即风、阴即寒，只是医圣先生换个名字说理而已，就像清代奉旨编写了伟大医学丛书《医宗金鉴》的太医吴谦吴老师说的"风，阳邪也。寒，阴邪也"。

也有一些医家认为，仲景是有意从六邪中挑选出风邪、寒邪这两个有特点的邪气来代表阳邪和阴邪的，讲明白了风邪、寒邪即把对付所有阳邪、阴邪之理给道明白了。其实都是一个意思，反正大家在学习《伤寒论》时，一定要把风邪、寒邪和阳邪、阴邪联系在一起，别小看它们，也别老想着什么暑、湿的，没有必要，全在这里面了。

卫受敌而营病热

明白这点后，我们下面正式来会会风邪。

风为阳邪，有着所有阳邪共有的特点——善动不居、轻扬开泄。（大家看，这是所有阳邪共有的特点，风邪有这个特点，暑邪也有这个特点，热邪也有这个特点，所以我们在这里讲的"风邪"是一个大阳邪的概念，可不是一个小的具体的概念哦。）

大家应该都见识过大风呼啸，席卷大地的场面吧？现在我的窗外就是这种场面，风呼呼地大响，一下猛地吹到这边，一下轰地去了那边。窗外的世界乱成了一团糟，整块玻璃被毁成一地碎片，一棵原本茂盛的树被吹得光秃秃的，路边的广告牌被推倒了，街道两边的一些门圈被打坏，空中还飞卷着沙石。看着这肆意破坏的风邪，我觉得它特别像一种东西，特别像一群胡乱狂奔的野兽。大家下次赶上台风天的时候，可以留心注意一下，这风刮起来真的特别像一群疯了的野兽，从这里撞到那里，逮着什么就冲撞什么，毫不留情，无法控制，关键那声音听起来也像足了野兽嚎叫的声音。

风邪在攻击人体表的时候也是一样，就真的像一头头红着眼的野兽直往我们身上撞。风邪就这么来了，我们该怎么办？总得干点什么吧？

只见卫气背靠在孔窍上，叉着腰说道：没事，大爷，让它过来吧，俺正好可以试试新修的盔甲。

上一论我们说了，人体内的正气会从里布散到体表，这其中跑在最外边的卫气会受清凉苍天之气的同化，退去阳热的浮躁，变得清凉收敛。清凉收敛、能够将孔窍都闭阖严实的卫气遍布整个皮毛。皮毛上的卫气一个一个紧密排列，攒成一体，就好像穿在人身上的一件密实的盔甲。

因为卫气这件盔甲就"穿"在最外边，所以风邪来袭时，便总是首先一头撞了上去。那么这盔甲可不可靠，能不能挡住风邪的冲撞呢？

太能了。一般的风邪面对卫气这盔甲都只能无奈叹气，因为很难撞得开。撞第一下，咚，没事；撞第二下，当，卫气没有反应；撞第三下，卫气还是纹丝不动。很多时候卫气就是凭借超强的敛闭力量，像一件致密的盔甲，也像一堵厚实的墙将风邪牢牢地挡在了外边。风邪吹不倒卫气，被卫气严密包围在里边的人不会受到一点儿伤害，全程那是毫发无伤。这就是为什么我们赤裸躯体，躺在沙滩上看日落，任凭海风在我们身上随意流窜和抚摸，但一点儿事都不会有的原因，这一切都是因为有卫气在帮我们抵挡风邪的攻击。

一般的风邪撞不开体表这层卫气，那要是来的是不一般的风邪，是很强劲的风邪，是卷地怒吼、飞沙走石、非要拼个鱼死网破不可的风邪，会怎样呢？卫气还能不能抵挡得住呢？

这就不好说了，因为你们知道吗，每个人体表的卫气强弱程度是不一样的。卫气是由人体内正气播宣而成的，因此正气强弱便决定了卫气的强弱。而我们每个人体内的正气情况其实都不太一样，所以这就导致了我们体表的卫气强弱不一。有的人正气旺盛，体内的正气雄赳赳地往外冒，大量正气受苍天清气同化变成卫气，人的卫气浓密和厚实。有的人正气不强，来到体表的正气透着一股病恹恹的丧气劲，这些正气化成的卫气自然也就比较稀疏和薄弱。在这其中，还有一种人，正气特别少，少到什么程度呢？少到这正气来到皮毛后，不能铺满整个体表。有的地方有正气，有的地方没有，就像阿Q的癞痢头一样，东少一块，西少一块，有正气的地方化生为卫气，没有正气的地方则没有卫气，这个人体表的卫气连在一起，还说是盔甲就有点不好意思了，因为更像是一件破了好些洞的丐帮帮服。这样的卫气别说挡风了，就连自家的营血都关不住，人有事没事就会出汗，这就是阳虚自汗证。

如果人体表的卫气特别强劲，收敛之力特别强，而来的又都是稀疏平常的微风小邪，那这些风邪自然撬不开卫气。可如果人体表的卫气十分普通，并不强大，正撞上的是呼天卷地的狂风阳魔，那这卫气就很难受了。虽然它仍有挡风御敌之心，可这真的挡不住呀。

风邪强劲吹泄而来，会像子弹击穿盔甲一样，嘭的一下，就将卫气击破。"子弹"穿过卫气，随即便打到了躲在卫气后面的营血身上。

营血说：妈呀，合着你们打了半天，最终是由我来承受伤害啊？

哈哈，不好意思，打的其实就是你。

风邪泄开卫气后，攻击的就是营血，可话说回来，这对营血来说，好像也不是一件坏事。怎么说呢？

上一论说到，营卫当初从体内升散而出的时候，因为营血跑在后边，没有机会和清凉的"苍天之气"相见，所以营血还是保持着温热好散的天性。

温热好散的营血平时在我们体表，就好像一只被关在笼子里的鸟儿一样，总喜欢往外溜。所以盛夏成了营血最喜欢的时光，因为总能轻易得到外在阳热之气的鼓动，顺利地从体表发散出来；而它也应该特喜欢人能够运动起来，因为一运动，人体内的阳气升炎剧烈，营血便又可以得到鼓动而外出了。

营血如此温热好散，如今阳动开泄的风邪冲了进来，会发生什么事情呢？只见营血就像那灶炉口内的火一样，被风邪这么一吹，噌一下就升炎了起来。真的，阳散的风邪会鼓动营血，大大地加强其温散之性，本是温暖的营血在风邪的鼓动下，会瞬间热起来。人体表的热度一下剧增，体温飙升。

温热的营血本来没事都想外散，现在在风邪阳邪的鼓动下，变得更加热烈，然后负责把守自己的卫气又被击穿了，你们说，接下来，营血会干啥？

这还用想？这可以说是千载难逢的机会，化热的营血嗖嗖地就往外去。湿润热雾般的营血往外散出，此时便可见汗液从皮毛流出。

这就是风邪攻击人时会发生的事情，风邪先是泄开了卫气，然后往里鼓动营血发热，继而怂恿营血外散而为汗，就像徐灵胎老师在《伤寒论类方》中说的那样："以营性发扬，卫性敛闭。风伤卫气，泄其皮毛，故汗出也。"

何为"营卫不和"

大伙注意了，我们说卫泄营发，这是"风邪攻击人时"会发生的事情。这话是什么意思呢？

这就是说，风邪只要能攻击动卫气，就会鼓动营血发热汗出。简单地说，只要这强悍的风邪一直在，就会一直攻击卫气，然后不断地把营血给卷走。

所以孩子们，尤其是失恋的孩子们，当你已经发热、有汗，感觉不太对劲的时候，就不要再强撑着站在外面受风雨无情摧残了，没用的，孩子，我们之前说风邪伤害人是子弹击穿盔甲，那现在已经负伤的你，就是在受无数子弹的击打，这一定会落得个遍体鳞伤的。你们可知道，如果人在卫气受伤、营血外流的情况下，就是不走，还是一直站那受风邪的攻击，最终会是什么后果呢？

大家有没有看过晒鱼干？人一直被风吹，皮毛一直洞开，营血一直向外流，这就跟新鲜的鱼在风中被风干成鱼干一样。人体营血津液悉数蒸发完，正气耗尽，最后也就成了那皱巴巴、没有一点儿水分、没有一点儿光泽的"咸鱼干"了。所以姑娘们，听小水牛一句劝，没有必要，真的没有必要为了一个离开你的人，把自己整得人不像人、鱼干不像鱼干的。有啥了不起的，我们如此美丽、如此动人、如此善良，还怕找不到一个更好的人？你们说，是不是？

正常情况下，人不会一直站在风口，所以风邪也就不会一直攻击我们，一直攻击我们的体表。不过，当外面的风平静下来后，我们体表却是久久未能平静。

大伙注意了，接下来的事情是本论最核心，也是最不好懂的事情，关键难懂就算了，事情还特别诡异，怎么回事呢？

虽然外边已经没有风邪来袭了，但那些已经冲入里边的风邪，还是会带着营血，嗖嗖地往外流，所以人会流汗。不过这汗流了一会儿后，奇怪的事情便出现了——只见病人的汗流着流着突然就不流了。

你们可能会说，小水牛，瞧你说得怪吓人，汗流着流着不流了，那肯定就是营热散完了。

不是哦，营血还是热得烫手，人依然还是发着热，可就是这么奇怪，阳热好散，平时没事都想着出逃的营血，现在在卫气被破坏的情况下，只外流了一小会儿，接着便不再继续往外散，而又像从前那样待在体表之内了。

更奇怪的是，当营血停止外散后，随即便迅速地加热，人的体温也迅速升高。眼看热得太吓人的时候，营血却又会哄的一下往外散，人又开始有汗出。

更加奇怪的是，再一次选择自由奔走的营血，这一次依旧没有一直流个不停，其在外散了一段时间后，像是突然收到什么指令似的，又中道而止。汗再一次停止，人又热了起来。

是不是感觉有那么一点儿诡异，这营血怎么一下散、一下停、一下停、一下散，还伴随着莫名的"热"此起彼伏？难不成这行为古怪的营血真是中了邪，被风邪上了身、附了体？这学习才刚开始没多久，您可别开这种玩笑，要是把我们吓出个好歹可咋整啊？

哈哈，打小啥都不管就只想往外跑的营血，在卫气这个守门员负伤不再闭敛的情况下，竟然没有头也不回地远走高飞，而是走走停停、停停走走，这确实是很诡异的，这到底是怎么一回事呢？

这就得从人离开风邪，回到一个风平浪静的环境里说起了。

刚刚我们说了，人不能一直呆在风里，任风摧残，那太危险了。而大多数人最后也都会回到原来熟悉、安全的环境里。回到安全的环境里又怎样呢？这一回去，人便又回到了充满着纯净、清敛的苍天之气的世界里。人体周身又被这清敛的苍天之气完全包围了起来。

当然此刻热得发烫的营血，可没有闲暇管这么多，它是发着狠劲地往外散，可是散着散着，它觉得越发费力，越难出去了。这是什么情况呢？

大家还记得卫气是怎么形成的吧？我想都不至于忘了，这两论我们可都反复在讲。我们说，卫气是体内的正气宣发到体表，然后正气里那跑得最快的热气在体表遇见苍天清气，受其同化形成的，对吧？那么小水牛问大家，现在冒着热气的营血在不断外散，而外面又全是苍天之气，营血身上这些热气会不会受凉化变成卫气呢？

朋友们，会的。营血外散，这其中散得更快的热气即会受苍天清气的同化变成卫气，所以营血一边外流，一边会在苍天清气凉化下化生新的卫气，像是缝补衣服一样，用新的卫气缝补我们体表这身被击穿的盔甲。重点来了，因为营血此时热烈旺盛，其外散的热气会更多，因而呢，就有比平时还多的热气来到体表被苍天清气化成卫气。也就是说，营血里的风邪越发鼓泄，营血外散得越厉害，来到体表的热气就越多，形成的卫气便也越多，最终便使得卫气的收敛之力就越发强大，用黄元御老师的话说就是："风愈泄而卫愈敛。"

大家能明白这个过程吗？其实不复杂，之前攻开皮毛进入肌里鼓泄营血的风邪，带着营血就往外跑，这一跑就给苍天清气送去了形成卫气的材料，风、营愈发鼓泄，送去的材料越多，形成的卫气便也就越多、越强。

所以营血、风邪一边外散，外边的卫气就一边强大起来。这就发生了后面的事情——受风邪鼓动变得热烈的营血一开始是能挣脱卫气而出的，可随着外散行动的进行，营血的阳热之力在不断耗散，而卫气的阴凉之性却在不断加强，所以在某一个节点上，变得强大的卫气会一把将营血连同风邪郁遏在里。

不知道此时此刻，风邪作何感想？一路过关斩将，穿透卫气直入营分，接着也是意气风发地带着营血就往外冲，可未曾想现在却成了瓮中之鳖，出不去了。风邪具体是怎么想的，小水牛也不知道，反正随着变得更强大的卫气将毛孔一闭，风邪就没法出去了，留恋在肌表的营血里。这就是汗流着流着会突然不再流的原因。

事情到这就结束了吗？不好意思，很抱歉地告诉大家，事情才过去一半。（为什么事情这么多？唉，其实小水牛也是没有办法，因为这事情它就真是这么多。）

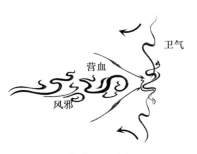

风愈泄而卫愈闭

风邪留恋在了营血这儿，本来嘛，事情就应该到此结束了，风邪和营血加在一块儿也没人家卫气那么厉害，冲不出去，就算不服气，那也没办法，对不对？谁叫自己之前太浪了。

可是就是有看热闹不嫌事大的人，这个时候，正气加入进来了。温热好散形如热雾的正气从体内风风火火地赶到了体表，我们知道正气是一直会往体表来的，可这个时候来的真不合时宜。

因为体内那充满能量、阳热的正气总会由体内升散而至，而现在体表又暂时被卫气完全关闭了，所以这些温暖的正气来到体表后便只能和营血、风邪待在一起。因为卫气的郁闭，内里的阳热便这样越积郁多，越积越热，像是要燃烧起来似的。这个过程就像《伤寒悬解》中说的："卫秉肺气，其性收敛，风鼓卫气，失其收敛之职，是以汗出。风愈泄而卫愈敛，则内遏营血，郁蒸而为热，是卫气被伤而营血受病也。"

问大家一个问题，卫气好不容易敛闭住孔窍，现在郁遏的营热不断增加，那么不断强大的营热最终能不能再次冲破卫气而出呢？

十分荣幸地告诉大家，答案是"能"。

受到内遏的营血不断在里边聚集能量，等到营血恢复实力，热得差不多时，便又会摇旗敲鼓，再次冲破卫气这层盔甲墙，然后顺利外出，所以汗停了一会儿后便接着又出来。

这一汗出，就又发生了之前发生过的事情。虽然风邪和营血又可以冲破卫气，可是这一破便又和苍天清气相见，这又给它送来形成卫气的材料。什么叫不是冤家不聚头，这就

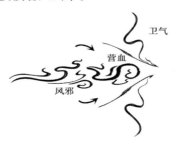

卫愈闭而营愈泄

是。营热一边外散，卫气一边在形成，过了一会儿卫气又把盔甲的洞封住了。

卫气重新将体表敛得严实，营热又被迫内郁，郁而发热，则又外散，外散时又给苍天清气送材料，卫气再内敛，营血和风邪又内郁，内郁则又……（以下省略十万八千九百六十二个字，不是俺偷懒，是真的写不完。）

告诉大家一个好消息，事情到这就结束了，后边没有新的情况了。这就是风邪伤害人体表的最终结果，人陷入了一个死局，一个不断循环下去的死局。这个死局有个名字叫"营卫不和"。

营卫不和，这个名字起得是蛮恰当的。我们说两个人"不和"，李狗蛋和王二猫不和，那就是说这两个人互相讨厌，谁也看不惯谁，别凑到一块儿还行，两个人凑在一起，待一会儿准保就会打起来。我们体内的营卫现在就是这样"不和"。营血要外散，卫气非得拦着，卫气要收敛，营血非得外散，这是谁也看谁不顺眼。本来嘛，发生矛盾，如果能各自忍让一点儿，局面就不会那么难看，可是营血和卫气都没有一点儿让的意思，营血是非得"营郁而外泄"，卫气是非得"卫郁而内敛"。营卫便打了起来，一下营得郁则汗出，一下卫得郁则汗停，营卫交替得郁，因而人便陷入了汗出、汗停、汗出、汗停的死局里。整个过程，风邪和营血有时能出，有时不能出，出而不透，风邪就这样留恋在了肌表之里。正如汪琥老师说的："太阳伤风，乃表虚为风寒所袭，其自汗必有时而出，有时又止，出不能透，所以发热不休。"

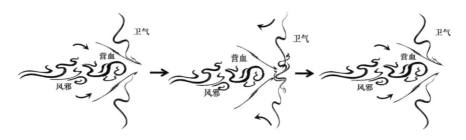

太阳中风之营卫不和

当营卫陷入这场看着就没有终点的"不和"之战时，那么同学们，风邪打一开始便想引发营卫内乱的阴谋就彻底成功了，而我们在这场抗风行动中已然输得一塌糊涂，因为人已经成功得了伤风证。

风邪入侵全过程

至此，风邪从开始攻击体表到最终成功铸成营卫内乱的整个过程，便算全部说完了。为防止有的孩子一口气跟不上来，全体都有，稍息，立正，听口令原地坐下休息，小水牛给大伙从头到尾再捋一遍思绪，好让落在后面的这些孩子能够赶上咱大部队的脚步。小水牛是不是很贴心？嘿嘿。

风邪为阳邪，特点是善动不居、轻扬开泄，以冲破一切阻碍、势将世界破坏得一塌糊涂为梦想。驻守在体表最外的卫气正好是个清凉收敛、拼尽全力也要将皮毛孔窍闭阖好的敬业守卫。一个是要冲开城门而入的风邪，一个是定要将门牢牢关住的卫气，两者相遇，一场矛与盾的角逐一触即发。

如果卫气很是强悍，任尔风邪如何攻击始终不为所动，就是牢牢地将体表收敛保护起来，那么风邪就会一直被敛挡在体表之外，始终无法入内造次。风邪不得入内，也就不能有任何的作为。在卫气的庇护下，我们便可以全身而退，安然无事。

如果卫气并不强悍甚至还有点羸弱，而风邪又如恶魔般恐怖强大，那么这时卫气在风邪面前就是一层纸糊的窗户，风邪甚至不用使多大力就可轻松吹破卫气而入。突破卫气阻拦的风邪也没有做多余的停留庆祝，马不停蹄地就往营血身上凑。

营血性温而发散，风为阳邪而开泄，这两者一见面的场景别提有多热闹——只见营血一下就被风邪鼓动得热烈，而其从小就一直念念不忘的阳散梦想也被彻底地激发了起来。化热变魔的营血趁着卫气正被风邪攻击的机会，行使发散之功，就这样挣脱皮毛而出。

到这里，人会出现发热、汗出等不适，如果人自己和自己较劲，在明明怕风已经很不舒服的情况下，还是一直站在风中巍然不动，那后果不堪设想。因为风邪会一直攻破卫气，并且一直鼓动营血外散，这由正气化生的营卫便也就一直在流失，最终的结果便是正气亡，人亡。

若人不那么较劲，感觉到不对劲后就马上离开风口，那就不会发生这种悲剧。当人到一个安全、充满苍天之气的环境中安顿下来后，体表随即会发生这样的事情——受风邪鼓动化热的营血一边外散，一边会给体表送来很多热气，这些热气迅速被同化成卫气，因此营血越泄卫气越强。营血愈泄愈弱，卫气却越来越强，在某个瞬间，变得强大的卫气就会把所有孔窍都关闭，一把将营血给郁遏在里。

营血内郁，积而化热。营血不断在里积累阳热，等到阳热的力量足以攻破卫气时，营血便又一次外散汗出。

接着营卫便彻底陷入一个死局：营血越散越弱，卫气越泄越强，卫气最终又会把营血关在里头——被关在里头的营血，卧薪尝胆，不断郁积阳热，发散之力日益强大，终又会推开卫气这堵墙，大摇大摆地出门去……

从头再经历一次完整的风邪袭击过程，怎么样？心情如何？

呀？我看到有的朋友已经开始收拾书包，抬起小板凳，这是准备和小水牛说再见，然后从此不再见了吗？

小水牛，你莫要挽留，也莫要难过，这不是你的错。我们知道你用心良苦，用了很多办法就想让我们能够收获多一点儿。但这《伤寒论》真不是人学的，第一个证就这么困难，什么风鼓泄卫气，什么营血外流，又什么卫气"愈来愈敛"，一环套一环的。小水牛，这真没法学，我实在没法一下子理清楚这整个过程，你也不用拿什么话来安慰我了。我知道万事开头难，可这开头也忒难了，而开头就过不去，这更不敢想未来的事了，还是告辞了吧……

哈哈，等一等！亲爱的朋友们，请再等一等！如果这个时候走，可能还没走到家，你们就得后悔哟。

实话实说，要想一下子就把风邪攻击体表营卫的全过程整得明明白白，着实是不容易的。如果没记错的话，小水牛当初应该是花了好几个月的时光才勉强弄清楚这个过程的。朋友们，好几个月才整明白一个证的发生过程呀。不过我要告诉各位另外一件事情，那就是在学习《伤寒论》的第二天，小水牛就学会了该怎么对伤风这个证进行辨证论治，也就是说我只花了两天就知道该怎么治伤风证了。是不是很神奇？不明白过程怎么治疗？很简单呀，要什么过程，要什么自行车，我只要知道结果就行呀。什么意思？

没错，病人是经历了一个被风邪按在地上凌辱、捶打的过程，但很可惜在这个被揍的过程中，我们作为医者并不在场（好像在场也没什么作用），接诊时病人已经被"打"完了。这个时候我们根本不用知道风邪到底是怎么一拳一脚将病人弄成这样的，我们只要知道病人现在的状态——哪里骨折了，哪里流血了，有没有内脏受伤等就好了。接着该接骨接骨，该止血止血，该手术手术。

所以风邪到底是如何撬动卫气的，怎么鼓动营血发热的，怎样使得营卫不和谐等这个施暴过程，其实我们是可以不必急着去理解的。病人来到我们面前时，风邪施暴的过程早就过去了，留给我们的就只是一个"营卫不和"的结果。所以只要我们懂得辨别"营卫不和"这个结果，知道这个人是伤风证，然后想办法将这个"不和"的状态恢复到从前的"和谐"，那么治疗就是成功的，收的诊费也就是对得起良心的。整个辨证论治的过程，不需要理会风邪伤人的过程，只要认准风邪伤人的结果就行，这就是小水牛当初在很短的时间内就懂得治疗伤风证的原因。

大家能明白这个道理吧？因为这人被风邪攻击最终落得的结果就是"营卫不和"，所以我们只要盯着最后这个"营卫不和"的结果，只要死盯着这个"营卫不和"的证就行。至于之前发生的事情，实在没办法理清楚是可以统统扔掉的，这其实就是我们常常说的"辨证论治"，删繁就简的"辨证论治"思想。

说到这儿，可能有的朋友该生气了。既然治疗的时候不需要知道伤风的过程，那小水牛你为何花那么大精力来解释这个过程呀？这不是水中捞月，徒劳无益嘛？你图的是什么呀？

唉，说实话，小水牛也曾这样问自己：小水牛呀，你图的是什么啊？明明不需要这么费劲，抓住最后的结果就行，为何你总要去钻那牛角尖，非得把一切弄个水落石出才甘心呀？

你们知道吗，其实不是出于什么理想，也不是出于什么抱负，而是忍不住呀。看到一个证，你就忍不住要去问，这个证是怎么来的，它是怎么变成这样的，它经历了一个什么过程。一个接一个的"问号"不断冒出来，你不去一个个弄清楚，你忍不住，你会不甘心，你会难受，你会百爪挠心。

真的，就是这样子……

何为太阳中风

好啦。因为受了风邪伤害的病人，最终的结果是体表"营卫不和"，所以只要懂得辨别"营卫不和"这个结果，自然就能辨出伤风证，进而论治。不过话说回来，我们要怎么做，才能辨别出

"营卫不和"，知道病人是伤风证呢？

大家想想，假设我们的面前现在就站着一个"营卫不和"的伤风病人，我们要怎么做，才能百分之百确定这人就是患了伤风证？

这是个蛮有意思，也蛮有意义的问题。大伙不妨开动脑筋想想，想明白这个问题，可能一下就能把"辨证"的精髓给拿下。

《丹溪心法》有云："欲知其内者，当以观乎外。诊于外者，斯以知其内。"欲知其内，当以观乎外，要想学会辨别"营卫不和"之伤风证，我们还得从营卫在你争我夺、相互不和时所诱发的，那些摸得着、看得见的外在症状入手。没有办法呀，我们要是肉眼能直接看到人皮肤上营卫的情况就好了，可是我们没这技能，所以我们就只能从营卫之间诱发的种种看得见的外在蛛丝马迹，即所谓的症状下手，来推断其营卫的真实情况。朋友们，大家看，我们是用外在症状来反推营卫的情况，内在病证的情况，所以这些外在症状是用来服务病证的。我们之所以要看你有什么不舒服，除了爱你之外，最重要的目的是我要以此来推断出你身体有什么问题。因此，中医考试的试卷不该问——太阳中风证有什么症状，而应该问——怎么通过各种症状判断出这人是太阳中风证？

你们说，是不是这个道理？

那么伤风病人到底会有什么症状呢？

发热。在营卫不和、你散我敛的过程中，当卫气在体表闭而不开时，在里的营血会不断郁积化热，故见发热。如《伤寒说意》所云："卫以收敛为性……闭而不开，故郁遏营血而为内热。"

我们知道，生活中发热的情况有很多，对吧？内热的人会发热，下一论要说的伤寒病人也会发热，好多人都会发热。所以如果只单独记住伤风病人会发热，是没有多大意义的，是很难由此判断其是营卫不和的。我们得更具体地来看这个因"营卫不和"导致的发热，有什么独特的地方。

独特的地方，发热还有啥独特的，不就是体温升高了吗？

有的。所谓不同的种开不同的花，不同原因导致的发热，也是有着不同的味道的。

我们说伤风的人之所以会发热，是因为营血在体表之内聚集而盛，对吧？我们是不是还说了这营热聚着聚着会一轰而出。营血郁聚会发热，那营血轰出会怎样呢？热散阳消体温下降咯，对吧？所以大家看，这伤风的人不会一直热，而是热着热着热到一个点，体温便逐渐下降。人是一下热一下降热，一下降热一下又热起来。所以下次我们看到人是这样热、降热、又热、又降热，那就得注意了，这很可能就是营卫正在交争，互相敛散的表现，这很可能就是伤风证。

大家可能会说，小水牛，瞧你说得容易，我怎么知道这人是这样热了又降了又热的呀。来一个病人，我只会掏出一个体温计，让他夹紧，看他是不是高于 37.5℃，这时只能知道他是不是发烧了，哪能知道得如此详细呀？

唉，怎么说呢，说了大家别不高兴哈。小水牛愚钝，我总觉得我们人（不只是指医生哈），正在越活越退化。大家发现没有，我们正在丧失用我们自己的感官去接触、去体会世间事物的能力。

大家有没有想过，以前没有体温计，我们的古人是怎么知道一个人是不是发烧的？要啥温度计，上手摸就行呀。不要用体温计去测量温度，而是用我们那十指连心的手感受温度——只要病人体温稍微异常变高，我们是可以察觉到那种异于平常的热感的。

大伙请相信我，我向毛主席保证，这是我们每个人只要愿意都能够做到的事情，因为我们每个人与生俱来都有一双非常敏感的手。而且你们知道吗？我们通过触摸得到的这种感觉是很真实、很敏锐而且不带欺骗性，甚至有时候还有预测的魔力的。预测？

嗯。你们相信不？同样一个人，在刚开始发热时，用体温计测还是37℃，看着数值没有一点儿问题。可是你去用手摸，一摸你就会发现不对劲，这不对，这人的体温不正常。你甚至能感受到这人的体表阳热正在一点点聚集，你能预感到这人晚上铁定会烧起来。而且事实会印证你的说法，准确率近乎百分之百。这就是感官"感觉"的力量。这力量不是一般机器可以替代的，大家一定要赶紧找回这股力量。等你找回了这股力量，你会发现诊断会变成一件特别简单、特别有意思的事情。

同样是发热，同样是38℃，但不同原因的发热所传递出来的，我们的手所能感知到的那种细腻的信息也是不一样的。比如说，阳明实热证之发热，病人发热的原因是体内大量邪热往外奔腾而出。此时你去摸病人的额头、后背，会有一种很是滚烫的感觉，你能感受到阳热像那蒸汽一样不断往外冲，仿佛发起进攻的雄狮般凶悍。体会到这种感觉，收到这种信息，我们会近乎条件反射一般，瞬间明白这人是有实热。再拿我们这次聊的营卫不和伤风证的发热来说。我们说伤风之发热，是营血内郁而热，又外泄而降热，所以我们伸手去摸时，是不会有实热证那种豪放奔腾之感的，而是会像摸暖水袋一样，察觉到皮毛之内有一层热，这个热一直被束缚在里边。如果病人愿意配合，你也能摸得再久一点儿。那么我们接下来会察觉到在皮毛之内的阳气越来越热，热到有灼烧感后，聚集的内热会突然破门而出。此时能感受到阳气在外散，而随着外散的进行，这种烧灼感逐渐消失，热感逐渐消退。能够体会到这整个变化过程，那么我们就无须再做什么了，这人定是伤风证。因为我们已经感受到的整个过程正是——卫闭营郁、营散卫泄的整个营卫不和的过程。

　　朋友们，看到了没有，如果我们学会用双手去体会感觉，去收集信息，我们不仅摸得准确，摸得真实，甚至可以直接摸到疾病的真相，所以你还在等什么？赶紧激活我们的手吧。这可是双无价之手，不要再用这么宝贵的手拿着那一摔就会碎成一地渣的体温计了，那实在太傻了。

　　伤风病人除了发热外，还有一个很有特点的症状，那就是汗出。在营卫不和、你散我敛的过程中，当卫气没法再闭敛时，内郁化热的营血便会奔散而出，故见人流汗，如《伤寒说意》所云："卫气不敛则汗出。"

　　发热和汗出是一个有趣的组合，我们得连在一起看。当卫气能闭时，营血不外散而内郁化热，这个时候人无汗、发热；当卫气不能闭时，营血外散而为汗，内热逐渐消退，人这时汗出、热退。因为伤风病人，其卫气能闭、不能闭的情况是交替进行的，所以在临床上，病人会出现不流汗时体温升得很快，可过一会儿汗出热又会退的现象。这应该好理解吧？汗不能散时，热一直在里边积累，不断变热；汗能散时，热跟着散，所以热降。

那么我们怎么知道这人是一下流汗一下没汗呢？还是得伸手去摸。这一摸，一切自然就会呈现在眼前。

当营血内闭时，我们的双手会感受到能量正在一点点地聚集，有时我们会感觉仿佛能直接摸到营血，感知其在蠢蠢欲动，这个阶段可以察觉出热感一直在增加。待营血正式发动进攻，挣脱卫气外散时，指下会感觉到有一股热气在外流，并且指尖有些湿滑，显然这就是外流的营血，人已汗出。热气外散的势头一开始很猛，逐渐衰退，在某个瞬间就不再能察觉到有外散的力量了，也不会再察觉到有汗水流出，接着又能摸到皮毛之内有股阳热在发展壮大……

除了发热、汗出这两个比较显著的症状外，伤风的病人还有什么症状呢？

脉浮缓。浮脉是外感病的一个代表脉象，中风和伤寒都为浮脉。为什么外感病会出现浮脉呢？这是因为无论病人感受了风邪还是寒邪（详见下一论），体表的孔窍最终都会有一个闭阖的情况。这门一闭阖，由内不断升散于外的营卫来到体表后不能外出，统统郁闭在表，所以脉呈现气血浮郁之象。对于伤风病人来说，因为化热的营血有机会破门而出，外逃为汗，所以其脉浮中又有缓泄之意。正如《伤寒悬解》所言："风性动荡，伤风则经气发泄，故脉缓。"

说到脉象，有的人是不是觉得有点儿难受了？脑中除了记得"举之有余、按之不足则为浮，举之不足、按之有余则为沉"等这些文字外，实际根本就不知道怎么去把脉，也不知道浮脉到底是什么样的，小水牛说的没错吧？

不要紧，小水牛在这给各位支一招，只要学会这一招，从今起不用再背诵那些冗长而空洞的条文，不用再去绞尽脑汁明白那些复杂而枯涩的脉理，我们自然而然就可以做到"胸中茅塞顿开，指下精微毕透"，想不想学？

好，我不告诉你们，哈哈。

嘿嘿，逗你呢，咱不是那样的人。学习把脉，首先要学会一点，那就是啥也别想，啥也别做。当手指搭在脉上后，什么都不要做，什么也不要想，将脉体形状、脉动频率等这些乱七八糟的概念统统扔掉，只需要留下一颗宁静、敏感、清澈的心就好。接下来呢？

用心去感受，静心去聆听，你会神奇地发现——脉里的气血会把最真实的感觉由指端传递到你的心房，像是追着你要将情况告诉你一样。比如在把浮脉时，你不用急着去看是不是"举之有余、按之不足"，什么都不要想，所谓"洗尽胸中所蓄，寓孔神于三指头"，你就把手指搭在脉上，然后闭眼用心感觉就好。倘若真是浮脉，我们会感受到，气血像是被锁在了屋里的孩子一样，正拼命往外使劲想要出来，仿佛在向我们表明势必将外邪驱赶出去的决心似的。只要我们得到了这种感觉，那不用管什么举余、按足的，这定是浮脉。倘若是伤风证之浮缓脉，我们会感受到，这些被关在屋里的气血，这些一直被锁在里头的孩子，经过一段时间的努力后，会冲破枷锁，成功外散，自由地溜出，此时的脉象摸起来就像一个被扎破的气球一样，我们能清楚地感受到气血在外散，能够清楚体会到缓泄之意。同样，得到如此感觉，自不必费劲，这定是浮缓脉。即便不晓得啥是浮缓脉，也没关系，我们已将气血内郁、郁久得散这种情况了然于胸了，脉叫啥名字又有什么关系呢？

　　是不是觉得如此把脉很有意思，很是简单可行。事实上，感受脉象的感觉，聆听脉象的心声，这一伟大的习脉秘诀可不是出自小水牛，天性愚笨的小水牛哪有这么厉害，小水牛也是从一位伟大到被尊为"中医复兴之父"的大神那里学来的，这位大神的名字叫彭子益。彭老先生在其同样伟大的著作《圆运动的古中医学》里，特意叮嘱道："诊脉动称为看脉，不如将看字改为听字，能将听字的意义体会有得，则诊脉必有聪明过人之处。听字比看字静得多，活泼得多，看是我去看他，听是听他来告我，必能听而得整个认识也……总而言之，不可由我去找脉，须候脉来告我。"

　　同学们，想要学会三指定脉断生死吗？想要潜心练就上乘脉法吗？想要一脉横平天下疾吗？不要再舍近求远了，只要牢牢记住这句话——"不可由我去找脉，须候脉来告我"，并能耐心修炼，假以时日，一定会有收获的！

　　除了发热、汗出、脉浮缓外，伤风病人理所应当还得恶风。要知道"卫伤而营热"本就是风一手造成的，若风还来攻击人体表，已受到营血鼓散的卫气是很容易被风邪打败而受伤的。风邪再次入内，营血又会被鼓动化热，接着一系列症状则会越发严重，所以病人很怕风。

恶风这个症状，看起来医者在诊断时不用做什么，因为这是只有病人自己才知道的事情，我们只要问就行了。

嘿，你怕风吗？

怕呀。

好。

当然这是没有错的，但小水牛分享一下自己问诊的小经验哈——那就是除了了解病人说话的内容外，大家不妨观察其说话时的状态（例如气长气短、音亮音哑、语清语塞等），尤其是要盯着他的眼睛，看看他是不是说真话，体察到他内心真实的情感。

病人说话的内容不是不能信，而是不能全信。因为有这么两个原因：第一，病人如果是真病了，那么其神志往往会受疾病的影响变得不那么清晰，他只知道不舒服、全身不得劲，但他就是说不清楚具体不得劲的地方，这种情况在诊治儿童、老人时最易遇见。第二，病人是假病。什么是假病呢？嘿，其实就是诈病。出于某种原因，为争讼，为斗殴，或为了碰瓷，人诈病了，明明没有什么问题，偏说这疼那痛的。你们知道吗，诈病可以说是这世界上最难治疗的病。如果这个时候，医生轻易听信了病人的话，那么治疗了半天，你会发现病人该哪儿疼还是哪儿疼，治到最后病人没事，医生疯了。

人是这个世界上最擅长欺骗的动物，人的语言也是这个世界上最具欺骗性的声音，所以不要轻易相信别人说的话，尤其是陌生人的话。不过，细节和真情可是骗不了人的。一个内热炎盛的人，无论其如何伪装，他在说话时总会忍不住激动、兴奋，声音会不自觉高亮，眼神也会不自觉浮动，因为他无法控制体内阳热的腾动。同样，一个阳气萎靡的人，无论其如何假装精神，他在说话时总会自然而然地无力、气短，说着说着声音就会变得低哑，说着说着眼睛就往下耷，因为他的体内没有足够阳气支撑其精神地说话，这是他无法控制的事实。另外，说回"恶风"的事情，病人倘若真的是出于心神的感知而"恶风"，那么当他在回答"小水牛，没错，我很怕风，风一吹我就怕得要死"时，我们从其声音、面部表情、肢体动作是可以体察到其"胆怯"之真情的。这种真情实感，货真价实，令病情显呈莫逃。

因而在问诊、闻声时，大伙除了在意病人说话的内容外，不妨去细细体味病人说话时的各种细节和自然流露的真情，精心去体验，积久必能诚通，就像医名卓著、冠绝一时的清代医家喻嘉言在其著作《医门法律》中说的那样："《经》云闻而知之谓之神，果何修而若是？古人闻隔垣之呻吟叫哀，未见其形，先得其情，若精心体验，积久诚通。"

伤风证，还有最后要说的一个症状，那就是头疼。我们都有这样的经验，一个人若是平白无故头疼，很大可能就是感冒了。那大家有没有想过，为什么感冒会头疼呢？

在回答这个问题前，小水牛得先告诉大家一件事情。

《伤寒说意》云："人之经脉，自皮毛以至筋骨，不过六层。太阳在表，次为阳明，次为少阳，次为太阴，次为少阴，次为厥阴。厥阴者，经脉之里者也。"

人从皮毛到筋骨，按照深度可以分为六层，就像我们住的楼层一样，六经分别依次占据皮毛到筋骨这栋楼中的一层。这其中，太阳经位居最表层，处于皮毛之分。

因为足太阳膀胱经在皮毛这一层，就紧紧挨着营卫。因而营卫一出现什么毛病，就总会影响太阳经。而无论是阳邪，还是阴邪，它们攻击体表时，总是营卫在遭罪。营卫一遭罪，挨着一起的太阳经就免不了跟着遭殃。换句话说，体表一感外邪，太阳经便会受病，张仲景因此就将外感病叫作"太阳经病"。而我们今天说的这个风邪所致的外感病就被他命名为"太阳中风"。大伙注意，这里的"中"字和"伤"字是同一意思，此中风就是伤风，可不要和"心脑血管意外"之中风混为一谈哟。

明白这点小知识后，我们再来聊聊太阳中风病人头疼的问题。

我们都知道足太阳膀胱经（温馨提示：由于足经周遍全身，循行部位大；手经普遍只行于手，循行部位小。因此，医圣张仲景老师在《伤寒论》中由博返约，以大概小，只取足经。也就是说《伤寒论》只会讲足六经，不讲手六经，但不代表手六经就不得病，这点大伙可以先略作了解，往后有能力再做深入思考），这条经以睛明穴为起点，经气如山上的泉水一样是由头往下降的。阴性降而阳性升，可想而知足太阳经是讨厌阳热的。可惜，人生总是这样，不喜欢什么常常就会来什么。伤风病人，营血被卫气闭收而内郁化热，营血之热烧及足太阳经，这就使得足太阳经里的经气在阳热的干扰下不能顺畅地往下降，而会郁逆于头上，因而人病头疼。

想知道病人是否头疼，那就与诊断恶风一样，需要通过问诊来确定。而问诊的诀窍刚刚说了，那就是要领悟细节和真情，别被病人欺骗了。

说到这，我想到我小时候的事情。小时候，小水牛是一个特别顽皮的孩子，一天到晚就只想着到外边玩，很讨厌呆在教室里学习，为了逃课就常常诈病。隔三差五就说头痛、浑身没劲，没力气去上学。你别说，这一招还挺奏效，不仅妈妈每次都信以为真，就连去看病时，医生也从没察觉出问题，次次去次次都拿药回家，想想那时候的时光还真有意思。不过小水牛开始有点为我那还未来到这世界的孩子担忧了，你们说，有我这样的老爹，他上学的时候还怎么诈病逃课呀？——小子，别想了，知道什么是藤条焖猪肉吗？

汗出、发热、脉浮缓、恶风、头疼，这就是营卫不和的五大症状。

小水牛在辨别症状时，刻意鼓励大家要完全调动自己的感官来感受症状的方法是不是挺特别，是不是有种新鲜而温暖的味道？

其实这一点儿都不新鲜，相反它很古老。因为几千年来，我们的祖先一直都是这么切身去了解疾病、认识人体、感悟自然的。

他们不仅诊断疾病时是这样，在面对这世间的一切时也是这样。他们总是尽可能在生活中将自己的触觉、听觉和视觉等各方面的敏感性发挥到极致，因为他们发现如此一来，便能更全面、更清晰、更真实地认识事物，并且过程是那么轻松、自然。而且当他们在充分利用感官认识自然时——如全神感受微风轻扑肌肤时的清爽，细细嗅闻雨后泥土的芬芳，忘我欣赏落日的霞光时——会得到一种无上的享受，这种享受令人流连忘返、如痴如醉，这种享受人们管它叫作"欢乐"。所以这个世界的一切——树木、花朵、云霞、溪流、瀑布，以及形形色色，无一例外都成了他们欣赏、享受的对象，因而他们总是那么快乐，心里总是那么富足。

大家发现没有，我们现在没这么快乐，总是闷闷不乐。我们现在的精神世界也没这么充实，总是空荡荡的。为什么？可能真的像国学大师林语堂先生说的那样："很可惜，如今的我们大多正在失去这种（用感官）享受人生正面欢乐的能力。"

大伙看看是不是这样子，我们身边大多数人都在耗尽大半生的精神、力气，只为了得到那由混凝土围成的几十平、几百平所谓新房子，然后就把自己关在里面，埋头通过几寸的屏幕呆呆地看着外面的世界，任由我们眼睛、耳朵、鼻子、舌头、皮肤等各个感官的敏感性在不断地减退，直到完全失去感知的能力，直到完全变成一个木讷的人、一个冷血的人，最后就这样冷冰冰地死掉。然后算下来，这一辈子我们始终没有走出过房门，没有走出过混凝土和钢筋，没有哪怕一个下午真的放下所有事情，去感知、去欣赏、去享受这完全属于我们的、广阔无垠的天空、海洋、大山。这样的人生，真的是你们想要的人生吗？

不好意思，一下子从辨别症状说到享受自然，有点儿不知所云了。但我真心想告诉大家，学不学中医其实一点儿关系都没有，我更希望大家能找回感官的敏感性，能够激活我们的手，我们的鼻子，我们的耳朵，我们的心。让它们重新变得敏感，重新变得感性，重新变得温柔细腻，然后带着它们走出去，用心摸一摸这个世界，用心听一听这个世界，用心闻一闻这个世界。小水牛真心希望大家能快快乐乐，总说人间太苦——其实它是值得快乐的。

"开除"是治疗风寒的好办法

好，言归正传，继续往下。

汗出、发热、脉浮缓、恶风、头疼，是营卫不和之伤风证的五大症状。所以当我们诊断病人有这五大症状，并且各种感官都能细致地体会到这些症状向我们传递的就是一股"营卫不和"的味道时，那么没有意外，这病人就是营卫不和之太阳中风证。

确定病人是太阳中风证，接下来要讲的，就是治疗方法了。那这个证怎么治呢？

风邪进来之后，经过一番操作，造成了现在的情况——营血想一直外散可卫气偏偏内敛，卫气想一直内闭营血却偏偏外散，驻守在体表的两个家伙就这样你一拳我一掌地扭打了起来。面对这般情形，你们觉得应该怎么办？怎么办才能解决好这场矛盾？

小水牛，动之以情、晓之以理？我们想想办法让营血平息怒火，而又让卫气不要那么固执地敛闭，让它们两者和好如初，可以吗？

不急，让我们再来确认一下，我们现在面对的局面。

这么说吧，我们现在好比是负责保护一座城池（整个人体，体内和体外）的大将军，我们要保护这座城从里到外、上上下下所有百姓的安危。这时有人上报：在最外边守城门的阿营和阿卫两个小队，在外敌风邪的周旋挑拨下，现在闹得不可开交，已经打起来了。

怎么办？这时作为首领，我们一定要意识到，这是件非同小可的事情。第一，营卫闹不和，必然不能再好好守住体表了，体表的防御能力现在是值得担心的。第二，风邪这个敌人已经出现了，而且已经弄出了一点儿动静，得抓紧时间解决掉，不然肯定会惹出更大的麻烦。

这个时候，我们当然可以跑到前线干两件事情：一是赶紧拉架，把两队士兵一个个拉开来，告诉他们要互爱互助，别没事就掐架，然后该发军饷发军饷，该发馒头发馒头。接着呢，还得空出一只手，把混在这两个队伍之中的风邪、坏人给揪出来。如果真能把这两件事都干好，那也行，这事情是可以平息下去的。但这两件事，没有一件是好办的。不信，大家现在可以想一下，现在营卫就是这样很不和谐的状态，你要怎么做才能把它们的关系修复成原来和谐的样子？

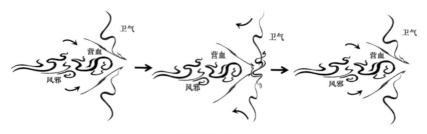

如何化不和为相和

很难吧？要毁掉一段关系就容易了，管他借点钱就行，要修补一段破裂的关系可就没那么容易了。平时让自己老婆和自己妈妈相处的和谐点都得费老大劲儿，对不对？更何况，我们还要在这个基础上对付风邪，所以这难度太大了。

相比之下，小水牛这就有一个更直接、干脆、痛快的解决办法，而且是可以瞬间同时平息这些营卫不和与风邪外敌，想不想听一下？

是这样的，营卫这两小队不是在城门前打起来了？然后中间又混杂了风邪外敌吗？那就让他们统统卷铺盖走人呀！这多干脆，哪里还用去劝和，直接让他们走人，让营卫连同风邪一块走，要打架去别的地方打，要离间也给我去别地儿离间，只要把人都给我赶走，这所有不和谐的因素便就一扫而尽了，怎么样？这方法是不是很痛快？

痛快是很痛快，可是把营卫都赶走了，谁来守体表，守大门呀。这不能光顾着痛快，把体表的防御系统给一窝端了吧？

是呀，把营卫连同风邪都赶走，是没有不和谐了，可也没有人来防御体表了呀？

傻孩子们，一将难求，守大门的还不容易找吗？把那些闹不和的营卫赶走，再换一波士兵去守，不就行了吗？而且，怎么去换士兵这事都不用我们操心。

所谓长江后浪推前浪，浮事新人换旧人。我们反复说过，我们体内的正气是会源源不断地从内发散至外，然后时刻准备化生营卫。因此，我们只要把体表这层最乱的营卫给彻底清除出去，这些时刻准备上岗就业的正气就会一下子化成新的营卫，接着修建出一条和以前一样完全崭新、和谐的防御屏障。

朋友们，这就是我们的医圣仲景先生在处理体表营卫各种异常情况时（温馨提示：是各种情况，可不单是今天伤风的情况），会一贯采取的做法——将不和谐、不能再好好干活的旧营卫连同邪气开除出去，让体内的正气重新化生新营卫，以此去旧迎新，做到拨乱反正。怎么样，是不是很喜欢这个霸道总裁的思路？那么话说回来，他具体是怎么做的呢？

桂枝汤

桂枝三两，去皮 芍药三两 甘草二两，炙

大枣十二枚，劈 生姜三两

上五味，咬咀，以水七升，微火煮取三升，去滓，适寒温，服一升。

桂枝、生姜辛温发散，解肌祛风；芍药清泄营血之热；大枣、甘草，培复正气。

首先，仲景老师派上了桂枝和生姜。桂枝赤色通心，温通发散；生姜味辛性温，辅佐桂枝解肌。这两个药合在一起，会在我们的身体里形成一股壮壮的热浪，这股热浪从内至外来到体表，接着就像清扫垃圾一样，将正闹不愉快的营卫和夹杂在其中的风邪一举轰出。

桂枝、生姜这股热浪因为是从体内出发到体外的，所以除了能最终外散邪气外，还有一个作用就是鼓动体内的正气外出。换句话说，桂枝、生姜是带着正气来到体表的，一把邪气轰出去，接着马上就能让一同来的正气填补空缺。

不过仅凭桂枝、生姜这两个阳热的伙计，还不能很好地完成这个"开除"的任务。别看他们既能带来正气，又能赶走邪气，但如果只用他俩，会发生一件不太好的事情。什么事情？

我们说桂枝、生姜会形成一股热浪，可现在营血也是热的，这热上加热会出现什么问题呢？那就是体表太热了，然后阳散之力太强，这热不仅能把风邪、旧营卫散出去，还很有可能把刚来的正气给散出去。换句话说，如果只用桂枝、生姜，人很可能会流很多汗，这汗里面除了邪气外，还有正气。所以为了防止耗散正气，仲景在此加了一味点睛之药——芍药。芍药酸苦微寒，能柔阴营以清表热，能够令桂枝在辛散发汗时不至于将营血鼓动得太热。这样一来，能尽量做到达营不助热，发汗不太过，散中有收，温中有清。

你们可能会说，小水牛，有必要这样吗？发汗才下了两味药，现在为了人少流点儿汗，少流点儿正气就下了这么一大味芍药，而且这药是酸寒的，应该还会削弱桂枝、生姜的发散之力吧？真的有必要这样吗？

有的，朋友们，我告诉大家，这芍药确实会削弱桂枝的发汗能力，但这是有必要的。我希望大家从这一刻起牢牢记住了，在发汗解表时，一定要惦记着保护正气这件事情，不要觉得无所谓，只知道一发汗就散邪，就大汗特汗。单纯为了治这个中风证，没什么难的，让人出汗就可以，而让人出汗的方法也特别多，我们甚至不用吃药，花一百块钱出去蒸个桑拿就能发汗。但这好吗？不好，因为这往往会伤到正气。大家现在可能还不能理解正气有多重要，我这么跟大家说吧，我们总说人活一口气，这口气是什么气呢？这口气就是正气。我们人所有的功能都是靠这口正气在维持的，它不只是会来体表守门，那些呼吸、心跳、吃饭、喝水等活动都是要靠它来维持的。所以这正气的强弱直接决定了我们生命的质量。过去很多人只知道发汗可以治疗外感，然后就一味地发汗，从不顾虑正气的强弱，以至于为了治一个感冒而大汗特汗，然后把这人的正气耗得特别厉害，有的就直接把命给耗没了。仲景老师之所以著写《伤寒论》，有很大一部分原因就在于此，就像清代名医程应旄说的："（《伤寒论》）序中有伤寒十居其七一语，人遂疑仲景此语为世医不知治伤寒而夭枉人命者设，不知仲景此语正谓世医只知治伤寒而夭枉人命者设。"

大家一定要记住保护正气，如果可以，就呆在这儿，把"仲景为什么非在桂枝汤中下芍药"这事给琢磨透，这事透了，《伤寒论》就算没白学，而且一不小心你还可能会悟到这书的精髓。不骗大家，要知道这可是水牛我干过的事情，你们看我现在是不是悟得还算可以，哈哈。

对待正气，仲景老师是近乎疯狂的。他除了下芍药柔营敛血外，最后还下了两味补充正气的药，即大枣和甘草。大枣味甘气香，能补化己戊精气；甘草味甘气平，乃培植中州、养育四旁妙药。这两味药在这能培中化气，让我们体内化生更多那如鸡汤热雾的正气。

大家看，桂枝汤总共五味药，三味是为了保正气，只有两味是为了祛邪。仲景之所以在这里这么重视正气，除了正气本身很重要外，也和太阳伤风这个证有关系。

我们知道，伤风病人，营卫在交争不和的过程中总会外脱，人总会流汗，所以无形之中体内的正气其实就一直在外泄，一直在消耗。然后治疗要发汗，又得动用体内的正气去替换不和的旧营卫，这稍有不慎，很容易造成病人正气亏虚，把人直接治成内伤病，所以仲景用了大枣、甘草补充正气。

"解表达营中蕴清热敛阴之功，还兼具安内攘外之能。"可以说，仲景老师在设立桂枝汤时，就是奔着"完美"这两个字来的。

大家猜猜，这么完美的桂枝汤，给病人喝下后，效果怎么样？

同学们，不好意思，效果不怎么样。这药喝了，别的不说，人伤风症状一个都没有缓解，有的症状还加重了。咋回事，一顿操作似老虎，一看效果还不如跳舞？

是这样的，人如果就这样按方服用桂枝汤，常常出不了汗。我们的首要问题就是要把旧营卫和风邪通过发汗逼出来，现在喝了药出不了汗，闹矛盾的旧营卫则依旧在体表吵个不停，风邪也还在，所以症状都没有解除。

不是有桂枝和生姜负责发汗吗，怎么会出不了汗呢？

事情是这样的，因为中风证病人表郁闭的情况不是特别严重，所以仲景选的桂枝和生姜，在发汗解表药中都是属于温柔的那一种，它们不比麻黄那个大家伙。本来呢，用这温柔的桂枝和生姜也够，可是加了芍药、大枣、甘草这些滋阴和营之物后，桂枝和生姜会受到制约，所以往往很难成功发挥阳散的作用。因此，单单服用桂枝汤有时候起不了发汗的效果。这就有意思了，本来就指望桂枝汤来发汗解风，你现在却告诉我，喝了桂枝汤出不了汗，这可怎么弄？

再加点桂枝、生姜？可以是可以，可这就不完美了，桂枝一多体表容易加热，待会又得耗正气。

减少点芍药，可以吗？这跟加桂枝有什么区别！

小水牛，这总比你发不了汗强呀！

好吧，我错了。关键我是想告诉大家，我们还能再保持这份完美。

仲景老师说不要急，服药之后，虽然不能直接出汗，但这就只是差一点点，桂枝、生姜差一点点力道就可以发汗了，我们得在服药后帮帮它们，给它们助助力，怎么帮呢？喝下桂枝汤后，接着马上喝一碗热稀饭，再马上躲进被窝里别出来，即"须臾啜热稀粥一升余，以助药力，温覆令一时许"。

桂枝、生姜差的那最后一把劲，我们用热稀粥和被子给弥补上了。在热稀粥和被子的助力下，桂枝汤真正够力将不和的营卫和风邪推出去，只见人"遍身漐漐，微似有汗"，即病人遍身微微汗出，表面看起来没有汗滴，伸手一摸湿乎乎。这汗出了一小会儿后，正气上岗化生新营卫，新卫气在苍天清凉之气的同化下将体表重新闭阖，还有余温的桂枝汤这时已泄了气，不够力再外散了，便只能留在体内变化成正气。

　　朋友们，仲景老师花了如此多功夫，求的其实就是这个"遍身漐漐，微似有汗"。遍身漐漐，这些遍身微微流出的汗就是我们要开除的、在体表闹不和的那层旧营卫，可以说这流出的全是邪气，而无半点儿正气（当然，这有点儿夸张了，不过这确实是仲景想要做到的"完美"）。

　　汗出邪散后，病人体内的正气便会赶到体表化生成新的营卫，重新一砖一瓦地建立起新的防御屏障。这样一来，病人的体表便彻底告别了那个糟糕不和的局面，重新变得祥和平静，因为不和的营卫已换成了正常和谐的新营卫，所以由营卫不和诱发的各种症状——汗出、发热、脉浮缓、恶风、头疼统统都消失不见了，然后因为正气没有被过分耗散，还得到了一定的补充，所以人也不会出现别的问题。只见病人喝了药、喝了粥、盖了被子后，出了一点点汗，睡一觉起来后，皮毛重新变得干爽，体温恢复如常，也不再有汗，吸入一口新鲜的空气，肺部觉得十分宽敞，一股莫名轻松、愉快之感腾到心间，整个人宛如新生一般，不自觉就想感叹：啊，原来这个世界是这般美好！

经方的药量问题

今天的最后，我们来谈一下经方里面药物的用量问题——《伤寒论》里面这些方药，我们现在得用什么量？这是一个很有争议的问题，不仅现在吵得很厉害，就是以前也吵得很厉害。

《医学源流论》作者，清代名医徐灵胎认为："古一两，今两钱零。"同在一个时代的黄元御老师却说："两之为两，今之三钱四分。"不比不知道，这一比就吓一跳，这两个人之间"一两"就差了一钱四分。

首先可以肯定的是，我们不能原封不动地用仲景老师在《伤寒论》上出示的用量，不能他说用桂枝三两，我们真就下三两桂枝。大家可知道这三两有多重吗？

现在中药的计量单位换算还是沿以旧制，一斤为十六两，一两分十钱，十分合一钱。从1997年开始国家规定处方用药一律用"g"为单位，我们通过换算，就可以知道一斤为500g，一两约为31.25g，一钱就是3.125g。

所以如果按书照搬古版《伤寒论》上的药量，那么桂枝汤中三两桂枝是90多克，而接下来将出场的麻黄汤中麻黄也是90多克。同志们，用90多克桂枝和麻黄，是很吓人的，肯定是要出大问题的，显然我们是不能照搬东汉时期的用药分量的。

有的人就很纳闷，不能照搬仲景的用量，可是前辈们对此又有不同意见，那我们要听谁的，好像听谁的也不稳妥，怎么办？

每当看到有人陷于这个用量问题无法自拔时，小水牛总觉得他们好像寓言故事《郑人买履》里面那个非得回家拿尺寸再来买鞋子的郑人。真的，虽然这是先秦的故事，可我总觉得它太有现实意义了。更讽刺的是，那个人好歹是去取自己的尺寸，而我们现在是非得去拿别人的脚的尺寸来量我们自己的鞋。

真的没有必要，为什么非得去想东汉末年到底用的什么量，为什么非得去想黄老师和徐老师哪个是对的？这些都没有现实意义啊，这2000年前的药和现在的药一样吗？别说2000年前和现在了，就是当下同一时间，南方和北方，春季和夏季，山上和山下，那药的效果都不一样，对不对？所以你去考究别人用多少量是没有意义的，别人用的都是野生的，你用的都是栽培的，别人用的都是精心炮制的，你用的就是随便堆在药斗里的，那能是同一个用量吗？

不行，对吧。所以小水牛愚笨，我建议大家不要管别人的用量是多少，不要管别人的脚多大，要立足于自己的情况，只要紧紧抓住一点就行，哪一点？临床疗效呀。

说啥都没用，我们要的就是疗效。

比方说，我们现在要治疗太阳中风证，那么我们的目标是要让人喝了药后"遍身微微发汗"，这个时候我们就在自己的药斗里面去摸索，看看这里边的药怎么搭配能够达到"遍身微微发汗"这个效果。只要达到这个效果了，那么你这个用量就是正确的，就是完美的，压根儿不要管别人用啥量。不过要注意，这个完美的用量仅限于你自己的药，出了这间医馆，别人的药该用多少，我不管，那是别人的药，别人的脚得穿多大鞋要靠他们自己去摸索。

所以与其费尽心思去考究仲景当年到底下的是几克桂枝，不如多花点儿时间陪陪自己的药箱，陪陪自己的药，摸清楚这些药的效果，摸清楚这些药的特点，这才是正道呀。

大家看到没有，在临床上，经方的用量是灵活多变，没有一定之规的，每个人都好像不太一样。我要告诉大家，这些不同都有可能是对的。判断对与错唯一的标准就是疗效，有疗效便是对，没有疗效，就算把医圣请来对质也没用，都是错的，事情就是这么简单。

不过小水牛在这儿有个私人小小的建议，那就是具体用量大小要靠你们自己去摸索，但不要轻易改变各味药的用药比例。比如说，桂枝汤中桂枝三两，芍药三两，这是一比一的用量，大家最好不要改变这个比例，不管你用多少桂枝，最好还是一比一用多少芍药。为什么要这样？具体小水牛不太方便说，说详细了会显得这事有点邪乎……

因为换算用量没什么意义，所以本书出现的所有《伤寒论》药方的用药分量均与原著（明·赵开美刻本）保持一致，特此公告，不再另说哈！

第三论

太阳伤寒——

大雪封山，卫闭营血

小水牛喜欢冬天，尤其是突如其来的初冬。气温一夜骤降，在被窝里醒来，总误以为做了一场梦，竟从夏直接穿越至冬。眼前都是熟悉的事物，可我却感觉仿佛连空气都是新鲜的气息。大自然的一夜变化有时真叫人兴奋和欣喜。

不过呢，开心归开心，我不会忘记赶紧添上几件厚衣裳，因为我那抖动的鸡皮疙瘩已经在告诉我——孩子，别傻乐，那凛冽刺骨、黑暗恐惧的寒邪已然出现，赶紧做好保暖措施吧。

营受敌而卫病寒

寒为阴邪，有着所有阴邪共有的特点——收引凝滞、寒冷束闭（大家看，这里也是指所有阴邪共有的特点，所以这里的寒邪也是一个"大阴邪"的概念，而不是一个具体的小概念）。

寒邪、风邪或者是其他什么邪，甭管拿着啥武器，有着啥千奇百怪的招数，对于我们来说，其实本质都一样——归根结底皆是扑面而来的敌人。这些敌人的进攻思路也总是一样的老套——一看到人，什么也不想，就往人身上扑。寒邪也是如此，只要瞧见了人，两眼一抹黑，就往上凑，这一凑就与刚刚那个骄傲的风邪一样，和把守在体表的营卫迎面撞了个正着。

虽然都是来自外边的邪气，但这个寒邪却有着与风邪完全不同的性质。我们说了，风邪像一头冲动的野兽，像一颗会爆炸的炮弹，行事就是桀骜不驯、雷厉风行、横冲直撞，就是要野蛮地将体表的营卫撞个稀巴烂；寒邪不一样，它一点儿也不张扬，它冷静、悄无声息，有着一股阴暗得让人恐慌、不自觉就会发抖的气场。

大家应该都见识过大雪封山、白雪皑皑的场面吧？所谓"忽如一夜春风来，千树万树梨花开"。满天如梨花般的大雪飘了一夜，悄无声息地落在树枝上，落在石头上，落在地面上。第二天起来一看，整个世界好像都被雪给占据了一样，整座山都好像被雪给封住了一样。

寒邪来到我们体表的时候，也是这样悄无声息，它不会像风邪一样将体表冲撞开来，就这样静静地附着在上边，静静地黏附在体表上。

这不闹、不动，就附着在体表，能有什么危害呢？

这么说吧，春雪飘落到庄稼时，也是不闹、不动，看起来也没什么可怕的，可是农民伯伯心里那叫一个着急啊，这雪很可能会带走他们这一年的收成，这一年的口粮。

所以危害肯定是有的，而且寒邪的危害也不见得会比动静很大的风邪小。至于是什么危害，我们先不说，因为现在寒邪能不能黏上我们还是个问题呢。

上一论我们说了，雄赳赳、气昂昂的风邪杀到体表的时候，是守在最外边如同盔甲般坚固的卫气，挡住了它的攻击，让人免受了伤害。而现在是寒邪杀了过来，在最外边率先撞上的还是卫气，那么这卫气能不能像之前一样，将寒邪给收拾掉呢？

很抱歉地告诉大家，不行，不是不愿意，是卫气真没这个能力。我们知道卫气受了苍天清气同化，是有清凉收敛之性的。这个收敛之性，用来对付清扬开泄的风邪是没什么问题，可是碰上收引凝滞的寒邪就没办法了，你是清凉收敛，人家是寒冷收引，这是同道中人呀，大家都是往里闭敛，这卫气不被带着一起闭敛就不错啦，更别提对付寒邪了。

所以朋友们，同为阴敛之性，卫气根本对付不了寒邪。不过这不要紧，是时候让我们的营血登场了。

"统统给我躲开，寒邪你个竖子，来得正好，大爷我等你太久了！"只见一个身材魁梧、器宇轩昂的人，脚跨千里追风赤兔马、手持青龙偃月刀，拍马赶来。这个人是谁？他不是别人，正是河东郡解州关云长，关羽是也。额，不好意思，稍微有点儿入戏，其实他是咱体表充满阳热、满身能量的"营血"。

上一论的最后，我们说桂枝汤会在体表掀起一股热热的、壮壮的热浪，对不对？那我们也说过，其实我们体表的营血本身就是一股股热热的小热浪。营血来源于体内温温的正气，因为没有受苍天清气的同化，所以自始至终都保持着阳热好散的天性。它们真的就是一股股时刻想要迸发出去的热流，只要逮住机会就会冲散出去。

这个阳散的特性正好就可以用来对付阴敛的寒邪。

寒邪刚附上皮毛，阳热好散的营血会受到一点儿郁闭，受到郁闭的它在里边蓄了一下力，然后就掀起了强大有力的冲击气浪，一下就往外冲，就那么一瞬间的功夫，吸附在皮毛的这些个寒邪小鬼就统统被这股气浪轰到了很远很远的地方，最后像星星一样闪了一下，叮的一声，消失在空中。很多时候营血就是凭借这样阳热好散的力量，像一把把火枪将寒邪轰走。寒邪没法附着到体表，被营血霸道地保护起来的人不会受到一点儿伤害，全程也是毫发无伤。这也就是我们有的人只穿一件背心在大冬天的街上奔跑，跑得不过瘾，脱得只剩裤衩就往河里跳，游上一圈，起来后擦干身子，完全不会有问题，甚至还感觉浑身热得发烫、热得很爽的原因。因为有了营血的温暖，我们很多时候都不畏惧寒邪，这就是俗称的"不怕冷"。

大家可能会说，小水牛，不是这样的，我就很怕冷啊。别说什么跑步、冬泳的，只要气温一降我就直哆嗦，一件不够得穿两件，两件不行还得套多件外套，棉衣棉裤更是经常会用到。你不是说我们的体表有营血在驱赶寒邪，所以我们能够不怕冷吗，可我为什么偏偏这么怕冷呀？

这是个好问题。是呀，我们都有营血在体表温暖驱寒，可为什么还是有的人会惧怕寒冷，而且生活中怕冷的人似乎还不在少数，这是为什么啊？

答案并不复杂，用八个字就可以解释——强者无畏，勇者无敌。我们的体表是都有阳热的营血在守护着，可这不代表每个人在面对寒邪时就都能够轻松自如、无所畏惧，因为每个人身上的营血是有强弱之别的。

如果营血很强大，那就没什么可说的，不管寒邪多么诡异可怕，充满阳热能量的营血意气风发，总能势如破竹地将寒邪轰得远远的，那拥有这样营血的人在寒冷面前，就几乎是无所畏惧的。你可以看见到了冬天，很多人都开始穿毛衣，而他们这些人只需要穿着单衣，甚至还穿着短袖。

可要是营血并不强大，甚至还有点弱小，那问题就来了。别人是熊熊大火球，咱只是一个小火把，虽说也有驱寒散邪之力吧，可这个驱寒之力就不敢恭维了。稍遇凛冽点儿的寒气，我们营血这小火把在发散时就会很费劲。虽然它一样会义无反顾地往外冲散，可这营血没有不可一世的气势，它并没有能力一下就把寒邪散走。把自己绑在皮毛上的寒邪，本来闭着眼睛就等着"受死"，可经过营血的攻击后，寒邪惊喜地发现，除了身上有点热外，根本没啥事情，而且自己还在皮毛，它一拍脑袋，恍然明白——原来营血这家伙压根没有什么实力。既然散不走我，那我就不客气了，寒邪继续发挥闭敛的能力，继续黏在体表。营血当然不会就此放弃，那是再次蓄而发散。这样就出现了一个生活中我们总是见到的事情，营血、寒邪，一个外散、一个内闭，两者就这样在皮毛上你一来我一往，只见皮毛抖动了起来，这就形成了"鸡皮疙瘩"。在这个僵持阶段，人起了鸡皮疙瘩，我们的心神就知道营血可能干不过寒邪，所以就形成了一个"怕冷"的感觉。

这就是我们会怕冷的原因，一切都是因为营血虚弱，不够强大。营血能量不足，阳散之力弱小，稍遇强寒就抵挡不住，人因而畏寒。所以我们可以看见，天气一转凉，一遇点儿寒气，这些营血弱小的人就浑身不得劲，手脚冰凉，很是怕冷。

说到这儿，小水牛问大家一个问题，如果人的营血是这般弱小，这时又恰好碰见了凌寒如刀剑、刺骨似夺命、极度无情、极度凶残的超级厉害的寒邪，你们说会有怎样的结果？

一个字，惨！

只见强大得像一大雪球的寒邪，从天而落，砰的一声，就落到了我们皮毛上，皮毛像被砸出了一个大坑似的。瞧见这般架势，营血虽然也不怕，可这干不过，阳热之力微弱的营血对付如此强大的寒邪，就跟螳臂挡车一样，推不动，实在推不动。

寒邪这个大雪球，任凭营血怎么推赶，就是不动，像是涂了502一样，黏在了我们的体表。

到此，寒邪攻击人体表的事情就结束了。

这样就结束了？

是的。

寒邪攻击人时发生的事情就是这样，寒邪一开始就附在体表，营血出来散，散得出去就拉倒，散不出去，寒邪就彻底黏在皮毛。

怎么样，这是不是比风邪伤人的事要简单很多。

大雪封山，卫闭营郁

简单归简单，如果被寒邪成功黏上了，大家感觉到不对劲了，那还是一样，赶紧回家，回到温暖的地方，别强撑着在风雪中瑟瑟发抖了。那样太可怜，也太惨了。我们刚刚说寒邪是像大雪球一样落到体表，如果人就是不走，就是站那受寒，那就会有无数的雪球打在身上，人的体表会黏上很多寒邪，那将是一件糟糕的事情。

正常情况下，人不会一直受寒，所以寒邪也不会一直落到我们的体表。不过当人离开了寒冷的环境，当体表不再有雪球砸下之后，原本黏在体表、看着静悄悄、没什么动静的寒邪，开始了真正的表演。

还记得我们一开始说，卫气是收敛之性，不能对付寒邪，不被带着一块闭敛就不错了？当时小水牛可不是随便说说的，因为现在我要告诉大家，这卫气除了真的对付不了寒邪外，还真会被带着一块闭敛。啥意思？

事情是这样的，我们都晓得，夏天家里很闷热，可以整一块大冰块搁大盆里，这样过一会儿整个房间就会凉快起来，对不对？那这是什么原理呢？这是因为冰块里的寒气会蔓延出来，寒气从一整块分散到整个房间，所以房间就会变得凉快。同样，现在落在我们体表的寒邪，不管是落在哪儿，也会迅速将寒气传到旁边，旁边是谁呢？旁边就是卫气。所以寒邪会将寒气传给卫气，会寒化卫气，而卫气和卫气之间又都是像盔甲的鳞片一样一块紧挨着一块的，所以寒气就会一点点蔓延至卫气，蔓延至整个身体表层。寒邪就好像一辆装满冰雪的车，这车不管在哪个角落，只要是在体表上停下后，卫气就会马上凑上来，打开车厢，然后手递手将车上的冰雪一点点铺向体表，直至所有的寒气遍布整个体表，直至人这座"大山"被从头到脚给"封"了起来。这就是有时候我们只是头皮，或者肚皮，

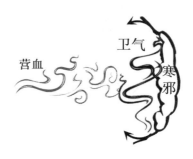

卫寒束闭体表如同大雪封山

或者后背某一个地方着凉，被寒邪趁虚而入，可过一会儿全身都会怕冷不舒服的原因，这一切多亏了卫气的"帮忙"呀。

寒邪和卫气，这两个秉性相近的"人"，就这样走到一起——卫气受到寒邪的冷凝变得愈加寒凉，变得愈加阴敛，而且这种绝情的严冬之寒在卫气之间迅速蔓延开来，很快整个体表的卫气统统从原来的清凉之气变成了寒冷之邪。

当寒邪和卫气合力包围住皮毛后，它们就像一层厚实严密的雪，也像一张密不透风的网，就这样完全把整个体表笼罩住、闭阖住。卫寒会将所有毛孔死死地闭阖住，不留一点儿空隙。

随着最后一堆雪将门堵住，随着最后哐的一声，整个世界便彻底没有了响动，也没有了人烟，仿佛坠入了无声沉寂的般若地狱……

朋友们，与风邪攻击人体表，最后导致营卫你一散我一敛的动荡局面不同，只要寒邪和卫气联袂包围了体表，那么就会将体表上的所有孔窍，将所有的门缝统统关紧，不会再有讨价还价的余地，有寒邪加持的卫气会把体表所有的营血都关在里头，任凭营血在里边如何折腾都无法外逃，此时病人体表的营卫真就形成了一个大雪封山的稳定局面，这就是寒邪成功入侵体表最终会出现的局面。

寒邪入侵全过程

至此，寒邪从开始攻击体表到最终成功大雪封山的整个过程，便算全部说完了。按照惯例，我们再从头到尾捋一遍，不要嫌弃小水牛啰唆哈，在学习过程中适当做一些阶段总结还是蛮有好处的。

寒邪为阴邪，特点是收引凝滞、寒冷束闭，以大雪为榜样，总是想把整个世界包围、闭敛起来才觉得快乐。因为驻守在体表的卫气有着相似的收敛之性，所以没法阻拦寒邪的进犯，这样抵抗寒邪的工作便落在了温热的营血身上。寒邪凝滞收引，营血温热好散，一个是想一口气闭敛住所有孔窍的寒邪，一个是逮着机会就会挣脱皮毛外散而出的营血，两者一见面，一场水与火的较量立刻展开。

如果营血火力十足，任尔小寒大邪怎么骚扰都能将它们轰到九霄云外去，那么寒邪始终都没法靠近我们，就更别提入内侵犯掠夺了。寒邪不得入内，自然不会对我们造成任何影响。所以在营血的保护下，我们在生活中总是可以昂首向前，不惧严寒。

如果营血并不强大甚至还有点微弱，而寒邪又像是从掌管冬天的神仙玄冥那偷学了法术似的，满身杀戮之寒气、凛冽无比。那么这时营血这根小火把在寒邪面前就跟挡大车的螳螂一样，寒邪稍微向前推进，就可以把营血摔个四脚朝天。将营血击退后，寒邪随即看上了卫气。

卫气性凉而收敛，寒为阴邪而束闭，这两者一见面真是名副其实的"雪上加霜"——只见寒邪将身上的寒气"无私"地分给了卫气，助其完成收敛的工作，得到寒气洗礼的卫气彻底从清凉的秋天走向了严寒的冬季。不一会儿，寒气便蔓延至体表上的所有卫气。就这样，在寒邪的助力下，全体卫气的收敛之性得到了质的升华，他们都变得无比强悍，因而牢牢地将孔窍闭阖住，并死死地将营血锁在里边。此时此刻变得酷冷、身上冒着寒气的卫气俨然就像覆盖在皮毛之上的一层厚厚的雪，这层雪将体表压得严严实实，密不透风，直叫人无法呼吸……

这就是寒邪攻击人完完整整的过程。很简单，不像上一论风邪那么麻烦，对吧？确实是，其实用一句话就可以概括，那就是寒邪连同卫气，大雪封山，将人的体表封得密密实实。

是不是觉得这么简单，反而不像风邪那么好玩，那么有玩的劲头？哈哈，好吧。

我们说寒邪最后就像封山的大雪一样，将人的体表给封了起来，那么这样封起来后，会对人造成什么影响呢？

如果没有影响，那就无所谓了嘛，你封你的，我过我的。就像我们生活在北方山里的朋友一样，冬天大雪将村的山路封了，封就封呗，我们在家"猫冬"，哪也不去，睡在烧得热热的炕上，闲来无事就烧水炖白菜，吃吃火锅，看看书，日子过得不知多舒坦。

在下雪天吃火锅，想想就让人兴奋呀。不过，这回我们怕是不能这么舒坦，也不会有那个心情吃火锅了，因为人现在浑身都不舒服……

何为太阳伤寒

《伤寒论》云："太阳病，或已发热，或未发热，必恶寒……名曰伤寒。"

不管这人有没有发热，当寒邪成功入侵皮毛后，首先会出现一个症状，那就是"恶寒"。

寒冷凝滞的卫气和寒邪包围住整个体表，咱的体表此时就像被敷上了一层冰雪似的。这层冰雪紧紧敷在皮肤上，人别提有多冷了。如果再遇寒邪，寒与邪凑，体表寒邪更盛，这层冰雪越厚，人就越觉得冷，所以人特别害怕吹到寒气，这寒气一来，人就会怕得直哆嗦。

关于"恶寒"这个症状，在临床上常常只听到医生说这么一句："你会不会怕冷呀？""会的，医生，我很怕冷。"然后这就完事了。

小水牛常常在想，要想成为一位优秀的医生，其实没有想象中那么困难，只要把一件事情做好几乎就能成，什么事情呢？那就是把病人当成那个自己朝思暮想、为之辗转难眠、爱到骨子里爱得发疯的梦中情人就好。

不用遵循什么工作准则，也不要苦苦寻找什么问诊技巧，你就把病人当成你的梦中情人，那么你的所有工作步骤、每一步会自动趋向完美。看着你的情人在哭，你绝不会像个傻瓜一样只问上一句：你是不是难过呀？看着你的情人在笑，你绝不会冷冷地来上一句：你是不是高兴呀？同样，当你的情人穿着几件棉袄、抱着一个暖水袋还双手蜷缩在胸前发抖时，你绝不会明知故问：你是不是怕冷？对吧？你肯定很着急想知道更多细节——她为什么怕冷呀？她是怎样的冷呀？我该怎么做才能帮到她？天呀，我的宝贝儿呀，我宁愿代你受尽这世间的苦，也不愿看到你怕冷啊。

　　有这份代其受罪的心，别说成为一个优秀的医生了，那要成为一位神医，也是指日可待的。可为什么现在还是有那么多人，上来只会冷冷问一句："你是不是怕冷呀？"你们说，这到底是为什么呀？

　　要知道这明明还有很多细节得知道呀。

　　大伙注意了，由于寒邪和卫气时时刻刻都束闭在外，所以人这种发冷、恶寒的症状是持续性的，会一直觉得很冷。只要没能把体表的寒邪给赶跑，这人就会一直冷下去，就算盖被子、喝热水也很难缓解。在厚厚的被窝里，喝热热的水，人依旧浑身发抖，冷得厉害。因而在诊断这个恶寒的症状时，不要只问病人是不是怕冷，还得问是不是一直怕冷呀？再给她倒上一杯热水，看看她喝了之后，神情是否会舒坦，然后再关切地问问有没有好一点儿呀？既能了解更多细节，又能让她感受到浓浓的爱意，何乐而不为呢？

　　除了持续而难以缓解的恶寒外，伤寒病人还会发热。这是个很有意思的症状。寒邪不是寒冷的吗，受了寒邪，人体温不降低，反而升高了，这很奇怪啊？

　　这其实就跟伤风的发热是一个道理。我们说伤风病人之所以发热是卫闭营郁，卫气闭敛在外，然后里边的营热越郁越多，于是人发热。在这里是一样的，而且闭敛的卫气还更强。寒邪和卫气将皮毛都堵死了，然后体内的正气还是一个劲儿往体表涌，这样体表的营血便越积越多，人也就越来越热。不过与伤风不同的是，我们说伤风化热的营血最终是能够撬动卫气出去的，可是伤寒病人，不断郁热的营血是撬不开卫气的，因为寒邪与卫气的寒闭能力太强了，营血只能一窝蜂地挤在体表之里。

紧锁在体表里的营血就像那被淤泥拦住的洪水一样，越郁越多，越积越多。温热喜散的营血这回是再也无路可出了，遂只能一点点郁积在里，营血越积越盛，人之体表也就逐渐热了起来。

所以在触摸伤寒病人的肌肤，感受其热时，我们不会像摸伤风病人一样，能够等到营血挣脱孔窍而出的那一刻，当然也不会摸到什么湿滑的热气从病人的皮毛蒸蒸而出，我们只会始终感觉到体表越来越热，越来越热，确实有预感其将要爆发。可苍天啊，这扬眉吐气的一天就是始终不到来，心中的焦急和憋屈那就与指下的热感一样，越来越多、越来越烦。

由于太阳中风，营郁可泄，病人体表的热量能随汗而散，所以中风病人的发热程度往往不会很严重。而由于伤寒卫闭难开，病人体表温热的营血会越来越多，越来越热，而这种热又无从散泄，所以患了伤寒的病人往往容易高烧不退。生活中那些烧到39℃、40℃的常常就都是这类病人。

说了发热，再来看无汗这个症状，就没什么好说的了。

寒邪闭阖了皮毛，让营血无从外散，营血出不去，人也就无汗，就像《伤寒悬解》所言："寒闭营阴，失其疏泄之权，是以无汗。"

由于寒邪紧紧闭敛在体表，轻易不会散开，所以营血也甭想轻易外出为汗，故只见病人皮毛紧绷，即便咬牙运动、狂跑、做俯卧撑，或喝热水、很热的水，或盖棉被，一层被子、两层被子，这人还是很难很难有汗出，这就是"无汗"症状。

除了恶寒、发热、无汗外，被寒邪无情中伤的病人还有一个颇有特色的症状，那就是脉象浮紧。为什么脉象会浮紧呢？脉浮的原因，我想大伙应该是晓得的，毕竟上一论我们才刚刚说过。那些一脸蒙圈的同学，对，说的就是你，狗蛋同学，别不好意思了，你看看哪块墙比较适合面壁，自己挑哈。

上一论说了，无论病人感受了风邪还是寒邪，人体表的孔窍最终都会有一个闭阖的情况，这门一闭阖，由内不断升散于外的气血来到体表后不能外出，会统统郁闭在表，所以脉呈现气血浮郁之象。因而太阳中风病人和伤寒病人皆会出现脉浮之象。

不过呢，伤寒病人那内郁的营血没有机会像中风病人一样有外散的机会，由于寒邪将皮毛闭敛得严严实实，时刻想要外散、越积越盛的营血始终不得发越。一边是始终不愿做"亡国奴"、就是要自由的有志青年，一边是人多势重、无情冷酷的入侵敌寇，两股对立势力就这样在体表形成了一种僵持的、剑拔弩张的"紧张"之势，如此紧张之势反映在脉上便成了"紧脉"。正如《伤寒悬解》所言："经脉束迫，不得发越，则尺寸俱紧。"

营血浮郁在外，铆足了劲想往外散，可却被寒邪牢牢压制住，呈现劲急紧张之象，这便是伤寒病人脉又浮又紧的原因。

你们可能又得问了，小水牛，这道理我是能懂了，我也大概能体会到那种两股势力对立、相互都不肯退让的紧张气氛，可我就是不会把脉嘛，我哪里知道这脉就是紧脉呀，我觉得啥脉都紧张呀。不，就算还没把脉，我都已经开始紧张了哇，呜呜……

嘿，别难过，别紧张，"胸中易了，指下难明"，这种苦几乎是每一个追求上进的中医学子都不得不饮下的辣酒，但请相信我，随着生活履历、知识储备的增加，我们会变得越来越好的。大伙儿也不要过分害怕把脉，它又不是老虎野兽，有啥可怕的。而且这"浮紧脉"其实也没啥了不起的，小水牛相信大家每个人都能把出来的。只要我们都上过小学，并且参加过大扫除。

上小学？参加大扫除？这和"浮紧脉"能联系到一块？嗯，在别人那或许不行，在我这如此联系堪称绝配，为什么？因为我是小水牛，很帅很帅的小水牛，哈哈。

说正经的，打懂事起，我就不喜欢上学，没有意思，别人拿一次 90 分要高兴半天，我抽屉里整个学期的数学试卷，找不到一张两位数的，没意思，真没意思。让我在这乏味的上学中感受到有意思的，只有这么两件事情：第一件事是看露天电影。一块大幕布铺挂在教学楼墙上，不用上课，带着小板凳，两包瓜子，一包给隔壁暗恋许久的文文，看着算不上无聊的电影，等电影放到关键剧情时，带头起哄呐喊，惹得同学们一块儿大笑，很有意思。第二件事情就是大扫除。大扫除最迷人的一个地方自然还是不用上课，真的，只要不上课，似乎干啥都有点儿意思。老师说完那闭眼都能背的注意事项后，就留我们在教室里"认真"打扫卫生。我吧，不扫地，不擦桌子，就喜欢一手把守着水龙头，一手拿着水管，美其言"给地板冲水"。

开始老师还没走远，我们真的挺认真，过了一会儿，几个要好的朋友，眼睛一对，眉头挑动确定好信号，我就出动了——我一边把水龙头开到最大，一边用另一只手捏紧水管口，这时只见水管一下就胀满了起来。此时如果你从旁按压这个水管，你会明显感受到整条水管是紧绷的，水管里的水有股极强的力量，好似随时就会迸发出来一样。大伙请注意了，号浮紧之脉与按压如此水管的感觉是十分相似的。脉整体紧绷着，脉中的力量虽被束缚住，很是强劲。这力量就像被硬掐在水管里的水，也像是被封印在五指山还没被唐僧驯化的孙猴子一样，你能预感到只要封印解除，这脉中的力量、这水、这孙猴子定会迅速奔散而出。

真的，寒邪闭敛住营血之脉浮紧就是这么一种感觉，这种感觉说得再多没意思，还不如自己试一试，很简单嘛，整条水管，照着小水牛那样玩，"感觉"马上应指而来，所以要不大家现在就放下书本，去玩会儿水管？

说回我们的大扫除，开水龙头，掐水管，这是要干啥呀？哈哈，等水管里的水达到极点，看起来就要将水管撑破时（事实上，撑破的事情时有发生），赶紧松开手，将水管口对准早已躲在角落、拿脸盆挡着的伙伴，只见一条强劲的水柱横穿教室，如同一把长箭射了过去，打在他们身上，他们一下就"负伤"——全身湿透了。等蓄积在水管的水发散完毕，变成萎蔫状态，我赶忙再次掐水管、蓄水。说时迟那时快，他们会马上拿脸盆里接的那点水还击，自然我也免不了成了落汤鸡。好玩，就这样干了起来，教室就是战场，扫把、抹布、脸盆、水管，能抓得到的都属上等兵器。

好玩，大扫除就是这么好玩，更叫人觉得好玩的是，就这么打闹一通，第二天来到学校，推门一看，教室里却总是整整齐齐、干干净净的样子。天知道发生过什么事情呀。

借着大扫除说浮紧脉的余味，我们再来聊聊伤寒病人的另一个症状——体疼。

寒邪"雇佣"了卫气，一块儿闭阖了皮毛，完成了大雪封山后，接着便会从外往里逼近。其首先便向体表经络里的阳气下手，寒邪就这样包裹在经络外边，然后像绳子一样不断勒紧经络，如此便使得经络里的气血凝滞不通，因而人便觉得疼；又因为寒邪和卫气包围了整个体表，因而整个体表的经络全部沦陷，皆会受到寒邪的克闭。所以伤寒病人全身上下都会疼，正如《医宗金鉴》说的那样："寒邪客于其经，则营血凝涩，所伤之处，无不痛也。"

受了寒的病人会觉得体疼，不只是头疼、脖子疼，而是腰、胳膊、手臂、腿，全身上下都疼，用我妈妈的话说就是"全身没有一块儿舒服的地方"。这种疼呢，倒也不是像在伤口上撒盐那样残暴厉害，而是一种微微的疼，或者说用"不适"来形容更确切。这人吧，就是觉得全身上下不得劲，手、脚、腰，甚至整个身体像是被绳子捆绑住一样——对，就是像被绑架了一样，全身如被绳子捆住了似的——稍微一动弹，就觉得"勒"得很疼。大伙应该都得过伤寒吧，我就问你，这种绑架的疼是不是很形象，是不是很生动？

寒邪主收引，使得在表的经络凝收，经络中的营血凝涩不行，不通则痛，因而周身皆痛，这个道理想必大伙都能懂。小水牛想告诉大家的是，在全身都疼的情况下，有一条经络所在的位置最疼，这条经络就是太阳经。为什么呢？

没有为什么，只因树大招风、名高引谤。太阳经是位于体表的大经脉，经气充足，这一被寒邪收引，相比其他小经、细络的，其被郁迫的经气反抗之力会更加强盛。因此，太阳经所经过的那些腰呀、头呀、骨节呀，疼痛感尤为明显。

说到这，寒邪登陆体表后会攻击太阳经的事情就不是什么秘密了。唉，也别怪谁，太阳经呀太阳经，你就在体表最浅层，不攻击你攻击谁呀——体表一感寒邪，太阳经就沦陷，因而我们的老张同志就把伤寒证命名为"太阳伤寒"。

有的人可能会说，伤寒病人的症状讲到这里差不多了吧？你看，如冰块敷在皮肤上，喝热水、盖被子都缓解不了的"恶寒"；皮毛之内有股热量不断在聚集、却始终不得释放、只有难退的"发热"；无论怎么折腾都很难出汗的"无汗"；像被掐住出路、里边水力劲紧的"脉浮紧"；全身上下犹如被绳子捆紧、不好动弹的"体疼"。小水牛，真的，我很确信，在生活中遇到这些症状，我能很快并且很准确地辨别出这就是"太阳伤寒证"，因为这些症状呈现出的卫寒敛闭在外、营血内郁之象实在是太明显了。不瞒你说，可能我都不用面面俱到，只抓住这其中几个症状就可以做出判断。所以您也别忙活了，我们赶紧来说说对付这太阳伤寒的办法吧。

嘿，都说学习使人进步，看来真是不假。才过了一论，大家就已不再执迷于外在症状，而知道找出内之病证、内之病根才是正事，这真叫小水牛觉得欣慰呀。是的，只要能确切找出引起病人各种不适的内在病根，只要确定这人就是太阳伤寒，那确实就不用再麻烦了，可以开始"对证下药"了。但前提是你要百分之百肯定你的判断是正确无疑的才行，啥叫"百分之百肯定"呢？很简单，像古代那非凡而勇敢的喻嘉言老先生一样，签个生死状呗——今日我牛某人在这立下生死状，倘若我面前这个李狗蛋患的不是太阳伤寒证，吃了我的药不能痊愈，我将于东江自刎，一死以谢我医术不精之罪——敢不敢来签这样一封生死状？

咦？怎么一下子都安静了？一提生死状就怕啦？刚刚那劲头到哪儿去了，嘿？

好啦，不吓唬你们，倘若能细细体会恶寒、发热、脉浮紧、体疼、无汗这几大外象，确实是可以发现太阳伤寒之大雪封山的"真象"的，而只要掌握了辨别此证的本事，那咱这一论的最大重点就算掌握了。不过即便如此，小水牛还得给大家聊最后一个症状，我知道大伙有点儿急不可耐了，莫要急哈，就当是尝午后的点心，听忙碌过后的小曲，且让我说说最后这个很是特别的症状——喘。

为什么说这是个很特别的症状呢？具体的小水牛先不说，这涉及一场大阴谋，一场不小心就会流血、要人命的阴谋。先别好奇，多的今天咱聊不完，今天我只能给大家先简单说说我们体内的一个散热机制。

在我们体内，我们每天每餐吃进肚子的食物，最终都会磨化成阳热的能量，这些能量在其炎升本性的引领下都会来到上焦。

这些来到上焦的能量除了到手、脚、眼、耳等各部门工作消耗掉外，其常常会像地主家的余粮一样有富余。换句话说，这能量产生的总比消耗的多，因而上焦阳热的能量会稳步增加。乍一看，上焦能量越来越多，怎么的也应该算是件好事，对吧？实际还真不是，"得到很多"从来就不是一件好事情，除去招人嫉妒不说，还很容易迷失了自我、失了理智——能量若是一直增加，上焦就会越发的热。这些越发火热的能量聚在一块儿，就会像一群喝醉了的流氓一样，不胡闹、不折腾是对不起流氓的称号的——就这样，它们会像一把火烧到了我们的喉咙，烧得人口干舌燥；它们躁动跳跃，搅得人头晕脑涨；最可怕的是它们还敢去打扰、激怒无上的心神，令人心情烦躁，严重则发怒发狂。

小水牛，你这说的是上焦火旺的情况吧？挺有意思。不过你说阳热的能量产出比消耗的多，那么按理上焦阳热之气就会一直增加，这些流氓就会一直在瞎胡闹，是不是？可我们在正常情况下并不会出现口干舌燥、心烦发狂这些问题呀？这该作何解释啊？

这是因为"造物主"给咱安排了两条"散热"之路。"造物主"看着我们上焦的阳热能量不断在增加，心想：这可不行，再这样下去不得热坏我的心肝宝贝们。

于是，她伸手一指，打通了两条散热的道路——第一条是让阳热之气再顺着阳升的本性，从上焦宣散到体表，由皮毛而出。这条路我想大家都不会陌生，这其实就是体内的能量散到体表化为营血的路。我们说了正常情况下，卫气虽有看门闭敛的任务，但它和营血已达成和平共处原则——卫气不会死板地将孔窍守得紧紧的，其是允许营血在适当的时候外出透气的。因而上焦的能量来到体表和营血聚在一块，等聚得差不多时就可以和卫气打个招呼然后外散，热量便就是这样散走了。亲爱的朋友们，亲爱的天性爱美的女孩们，皮肤是咱们散热的一个重要通道，保持其通道的畅通对我们的健康可有着很重要的意义，所以那些像刷墙粉一样厚厚的粉呀、底呀，咱少用点儿好不好呀？要是让这些厚厚的、密不透风的粉底阻挡了散热的孔窍，让热聚在皮肤出不来，到时就不是美不美的问题了，一脸痘痘可马上会冒出来和你彻夜畅聊时尚的问题哦，所以爱美没有一点儿问题，但一定要懂真正爱美的方法，别到最后适得其反了。

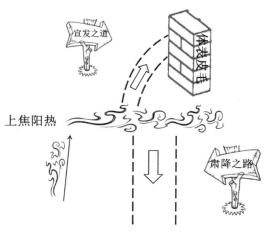

阳热的宣发和肃降

　　除了宣发之道外，还有一条散热的主干道，这条主干道是很多阳热能量会走的路，这条道就是往右降的肃降之路。上焦很多阳热能量会走这条肃降之路往下行。

　　关于这条肃降之路的具体问题我们后面会讲，这条路占据了圆运动体系一半的江山。现在我们只要先记住，上焦的能量是有往外的宣发之道和往下的肃降之路这两条道路可走的就行。正常情况下，这两条道路不会堵车，也不会有碰瓷、打架这些糟心的事情，上焦富余的阳热总可以顺顺利利地由这两条路而散。如此一来，上焦能量便始终可以保持一个充盈而不过热的和谐状态。

　　不过，当寒邪联合卫气来了个大雪封山，将体表的孔窍给闭阖后，事情就变得不那么和谐了。

　　寒邪闭敛在体表，将皮毛关得严严实实，这意味着什么呀？意味着宣发之道的出口被堵住了，这内里的阳热之气可就没法从皮毛而散了。这条向外散热的省道走不了，咋办？省道走不了，还能怎么办？那就只能统统走肃降这条国道呀。就这样，因为往外散不得，阳热之气便会一窝蜂地挤在右降这条路上。路就这么宽，车可比平时多了不少，这便很容易出现一个问题——交通堵塞。这些阳热之气未必能及时往下分散，然正气之精华却会一直往上增加能量，咋办？

　　算了，既然省道不通、国道又太挤，咱穿街走巷吧——就这样，壅滞的阳热之气自己另辟道路，顺着升炎本性，从上焦涌逆至喉咙而出，人见咳喘；若是从鼻孔而出，则这些阳热之气会冲激鼻窍作响，人见鼻鸣、流鼻涕；若其带动胃气上逆，还会有呕吐的情况发生。

生活中，人一旦受寒感冒，就会流鼻涕、咳喘甚至呕吐的原因就在于此。

开皮毛，泻卫郁

至此，太阳伤寒证的所有症状就算说完了，它们分别是恶寒、发热、无汗、脉浮紧、体疼、喘。所以当我们在临床上诊断到病人恶寒、发热、无汗、脉浮紧、体疼、喘这些症状，并且我们的各种感官都能细致体会到这些症状向我们传递的就是一股大雪封山、卫闭营血的味道时，那么就不要怀疑什么了，这定是太阳伤寒证。

知道病人是被寒邪所伤，现在已经是太阳伤寒证，下面就又到说治疗方法的时候了。

通过上一论桂枝汤的学习，我想大家现在都该知道怎么办，对吧？要知道这情况可和伤风没有什么区别。

情况没有啥区别？

嗯！不信，我们再来当一次将军。假设我们还是那个要保障里里外外都安全的将军，这时前方又来报了：水牛将军，这守城门的阿营阿卫两队又出事了。这回是一个叫寒邪的来捣乱，他买通了卫兵，将城门堵得死死的，堵得营兵非常生气，堵得营兵现在正在放火，这眼看就要把城门给烧了。

大家看，情况是不是一样的，又是有邪气混到了营卫之间，又是惹得它们有矛盾，不能好好工作。

有的人可能会说，小水牛，这不一样呀。一个是风邪留恋在营分，一个是寒邪留恋在卫分；营卫的关系也不一样，一个是营卫不和打了起来，一个是卫闭营郁。

嗨，朋友们，我们可是日理万机的大将军，哪用得着管这么细，管他敌人混在哪一方，管他是什么矛盾，反正现在就是营卫不能好好工作了，这没错吧？既然不能好好工作，就甭挽留了，让他们和周旋其中的邪气都走人，只要把这些旧营卫连同寒邪赶跑，等下体内的气血自会来体表化生新的营卫，问题不就又解决了吗？

大家看，这就是仲景开除旧营卫的思路高明的地方。不管是什么邪气，不管是引发了什么矛盾，只要确认营卫不能好好干活了，都可以当机立断，实行"开除"政策，把这些闹心的、闹矛盾的营卫连同邪气都"开"了。管他咧，都给我开了，先不管结果如何，反正我是爽了。关键更爽的是，把这些糟心的营卫开掉后，问题随即便可以得到解决。

所以面对现在这个伤寒证，我们也不用再想什么，既然也是有邪气侵入，也是体表营卫出了问题，那就跟桂枝汤证一样，想办法让这些营卫和寒邪都走人就好。

说到这，大家可能会问，既然这里也是用开除的思路，而上一论我们是用桂枝汤来发汗开除的，那这里能不能也用桂枝汤来开除呢？

这是个很好的问题，太阳伤寒证能不能用桂枝汤来治疗，来发汗散邪？大伙可以想一想，能还是不能？

答案是"不能"。不是不对路，是桂枝汤不够力。通过上一论的学习，我们知道桂枝汤发汗解表的力道实在不能算强，对付不是完全关闭住的体表最后还是要在热稀粥的帮助下，才刚刚能把邪气散开。现在整个体表被寒邪和卫气像厚雪一样盖得严严实实，就桂枝汤这点儿力是肯定推不开的，所以用桂枝汤解不了太阳伤寒证。而且不仅治不了，还会让情况变得更糟糕。你们知道为什么吗？是这样的，我们说服用桂枝汤后，会在体表掀起一股腾腾的热流，这个新增的热流没法从里向外逼出邪气，那么就会留在体表，和营血待在一起，营血本来就受郁化热，现在又郁了一股热流，会怎样呢？那就是热上加热，营热的情况就变得更糟糕。所以伤寒病人服用桂枝汤后，原本就很高的体温会变得更热、更夸张。这道理，用黄老师的话说就是："若伤寒服之（桂枝汤），卫郁莫泻，经热愈增，是助邪也。"

因为太阳伤寒病人卫表郁闭的情况太厉害，所以不适宜用发汗之力偏温柔的桂枝汤，我们得用比桂枝汤力道更强的药，那么有没有这种汤药呢？有请麻黄汤。

麻黄汤

麻黄三两，去节　桂枝二两，去皮　甘草一两，炙

杏仁七十枚，汤泡，去皮尖及两仁者

上四味，以水九升，先煮麻黄，减二升，去上沫，内诸药，煮取二升半，去渣，温服八合。覆取微似汗，不须啜粥。

麻黄泻卫气而驱寒，开腠理而发汗；桂枝发其营郁以助汗；炙甘草助正以抗邪；杏仁降肺气而止喘。

麻黄汤发汗解表，开除旧营卫的方法是挺严肃、挺认真的。仲景老师在这里采用了一对一"服务"的方法，即用麻黄专门对付卫气、桂枝专门对付营血。

色青入肺、中空外直的麻黄，辛散之力特别迅猛，一进入人体，就会马上升散到皮毛，来到卫气跟前，然后就像一番巨大的风浪，直接对敛闭在体表的卫气与寒邪发起猛烈攻击。

桂枝无论是辛散力道，还是辛散的速度，都要较麻黄弱一些，当麻黄一下子跑到最表层时，桂枝还是按部就班地从体内卷起一股小热浪，这热浪来到体表后，便会推着旧营血往外出。

麻黄以其药力辛散迅升而泻卫，桂枝以其温热之性醇厚而发营，一个泻卫气，一个发郁营，所以仲景老师这次是用了两股力量来发汗解表，来开除这层旧营卫。究其原因，就是体表郁闭得太厉害了。

细心的同学可能也注意到了，麻黄汤除了用麻黄、桂枝发表外，并没有加那可以发表而不助热的芍药。上一论，我们说了，这芍药可是桂枝汤的点睛之药。它能够柔阴营而清表热，能让温燥的桂枝在辛散发汗时不至于将营血鼓动得太热，能有效防止发汗太过而把正气伤了。这么好的东西，在这为什么不用了呢？伤寒病人营郁得这么厉害，用的药又都这么热烈辛散，难道就不怕这些药把体表烧得很热，造成阳散之力太强，而把后面赶来的正气白白地流散掉吗？

非常好的问题，有没有同学知道答案的，这应该是麻黄汤最好玩的地方了。

为什么麻黄汤不用芍药？

其实不是不用，我猜仲景当年在创造麻黄汤时内心一定很纠结，他内心是非常想用的，可他非常明白在这是绝对不能用的。桂枝汤证可以用芍药来清热，那是赶巧表郁得不是很厉害，就算不用药，人都有汗出的情况，所以不需要很强的发散之力，稍微一点点发散之力就够了，故而这才可以用芍药把桂枝大部分的热泄了，尽量让"开除"这事趋近完美。可是现在不行，表郁得很厉害，得用很强的发散之力才能把邪气逼走，这芍药一下，把一部分力泄了，可就没法对付寒邪了。就像汪琥老师在《伤寒论辨证广注》中说的："夫伤寒无汗为表实，表实者，津液内固而不外泄，故禁用芍药以收敛津液，且使寒邪不得外散。"

大家能明白这其中的道理吗？因为表寒郁闭得很厉害，所以无论如何我们都得让体表出现一股与之相对应的强大的发散之力，这样才能把寒邪给泄了。无论你下不下芍药，下不下护阴清热的药，你最终都得保证有这么强大的发散之力，否则这药就起不到发汗的作用，这药就是废的。因为必须要有这么强大的发散之力，这么强大的热浪，所以就避免不了助其营热，而使一些正气外散。这是无法避免的，就好比一场大战役，用的都是大炮、飞机、导弹，这时还要保证除了敌军之外，不能伤了自己一兵一卒，甚至不能毁一草一木，这怎么可能做到？

所以大家看，在桂枝汤的医嘱中，仲景很详细地告诉我们，喝了药，再喝粥后，要达到"通身漐漐，微有汗出"，一定要是通身漐漐哦，多流一点儿汗在他那都算不合格。可是在麻黄汤的医嘱中，仲景就只是模糊地说句"取微似汗"。仲景很清楚，要达到通身漐漐那种水平是不可能的，尽量略，尽量微似汗，尽量少流点儿汗，少伤点儿正气。

然后还特意告诫我们"不须啜粥"，喝了麻黄汤后，不用再喝粥以助药力了，这药力已经很够了，够热了，再喝粥助热，等下损失的正气更多。

因为麻黄和桂枝合用的发汗之力太强劲，总免不了会带走一些无辜的正气，所以医圣在这特意下了甘草来培补正气。大家看，太阳伤寒病人，就得了这证以后来说，人的正气是没有受到太大损失的，它不像桂枝汤证一样会漏风泄气，这体表是闭得严严实实的，所以正气并不会流失，按照道理是可以不用补甘草的。这里总共四味药，仲景非下甘草，很大原因就是为了弥补麻黄、桂枝不可避免带走的正气。

最后一味药是杏仁。杏仁味甘而苦，疏利开通，能够破壅降逆。关于杏仁，很多人说它在这就是降气平喘。因为太阳伤寒病人有咳喘的问题，所以用它来平喘。这听起来没什么问题，确实也没什么问题，但只要是这么说，不好意思，这真就还没说到点子上。

伤寒病人有这么多症状，为什么偏偏在四味药中专门设一味降气平喘的药，显然事情没这么简单。

我们在分析太阳伤寒证这个咳喘的症状时，说了人呀有两条散热之道，一条是从上焦通往体表的省道，一条是从上焦通往下焦的国道，对吧？仲景在这下杏仁，目的就是大力疏通这条往下焦的国道，用杏仁的开通之力加速这条道的降热能力，引导上焦更多的阳气从这条道走。这么做有什么意义呢？

自然这是有平喘作用的，顺降之道大通，热气可降，人自能平喘。但如果仅仅是为了平喘，那完全可以不用药的。啥意思呢？就是说不下杏仁，就麻黄、桂枝这些药用了之后，人汗出喘也是可平的。道理很简单，我们说了，人之所以会喘，归根结底是因为表有寒邪郁闭，热气从表这条省道出不去，遂统统挤在国道上。现在只要把表打开，那这问题是不是就迎刃而解了？所以只为了一个平喘，那杏仁是可以省下的。为何用药如点兵的仲景在这非得用杏仁呢？

其实还是为了尽量保全正气！

保全正气，这跟正气有什么关系？

有的，关系还蛮大了。刚刚我们说麻黄、桂枝发表时，不能用芍药清热，所以麻黄注定会鼓动体表的阳热、体表的正气外泄对不对？现在用杏仁大通肃降之道，就能让上焦的阳气、上焦的正气尽量多地往下焦去，这样留在上焦，等会儿被麻黄带走的阳热就会少很多很多，如此就能尽量减少阳气的损失。所以大家别看杏仁是来平喘的，实际上它是来让上焦的正气先到下面去避避风头的，从而达到减少正气流失的目的。怎么样？是不是挺有智慧的？

麻黄汤总共四味药，一味麻黄泻卫气，一味桂枝发营血，一味甘草补将要失去的正气，一味杏仁尽量收热以减少损失。四味药，每味药都这般特别，都这般重要，缺一不可，缺一就不是麻黄汤。

在诸药的合力下，麻黄汤最终会以强劲而不鲁莽、勇猛而不冒失之力，成功将旧营卫连同附着在上面的寒邪轰散而出，汗出邪散。

汗出邪散后，病人体内的正气赶到体表化生成新的营卫，重新一砖一瓦地建立起新的防御屏障。自此病人的体表便彻底告别了那个大雪封山的糟糕局面，重新变得祥和平静。随着寒邪被散走，由它引起的恶寒、发热、脉浮紧、体疼、无汗、喘等这些令人难受的问题也随之而消散。只见病人一觉醒来，热退汗止，诸症皆除，整个世界如大雪消融后的初春，充满了清新、干净、希望的味道。

桂枝汤和麻黄汤，到这儿就都说完了。也不知道你们更喜欢哪个汤？

　　小水牛我个人是比较钟情于麻黄汤的。因为桂枝汤是一剂在"不损正气"这事上不断追求完美得来的汤，而麻黄汤则是一剂在"不得不损耗正气"的前提下使尽全力弥补遗憾的汤。水牛不才，我认为这样的汤更真实，更接近我们的人生。

　　没有遗憾，就是一路追求完美，这样的完美本身就是一种遗憾。留有遗憾，为了这个遗憾去努力、去奋斗，这遗憾可能才是那最真实的完美。

圆味中医——

到人体内去逛一逛

刚刚我做了这么一个梦：梦见我被两个小孩子给绑架了，这两个孩子，一男一女，都光着身子没穿衣服。只见男孩拿着两条并绳不慌不忙地把我绑了起来，女孩左手拿着一个果子在吃，右手帮着男孩一块儿绑。我呢？看着眼前这两个小屁孩，只觉得挺有意思，决定配合他们玩这个"绑架"的游戏。我一点儿也不慌，因为我衣服里面揣着一把很锋利的剪刀，只要觉得没意思，我咔嚓一下就可以解绳走人。

两个孩子忙活了半天，又煞有其事地检查了一番后，对着自己的作品满意地点了点头。

"好啦？"我笑着问道。

"好了。"他俩不约而同地回答。

好，既然如此，那就不陪你们玩了，我来回拉伸了一下肩膀，那绑得不太紧的绳子一下就松了很多，本来就藏在怀里的手搜摸了一下便拿到了剪刀。可是就在要剪绳的那一刻，我突然觉得不对劲，这绳子怎么肉乎乎的？定睛一看，妈呀，绳子居然动了起来，两条绳子竟然变成了两条蟒蛇。这两条蟒蛇说时迟那时快，一下就把我缠得紧紧的，让我一点儿都动不了。我害怕到极点，在拼命挣扎了一会儿后，我瞧见两条蟒蛇的蛇头在对着我笑。是的，它们在笑，而且笑着笑着，两个蛇头竟变成了刚才那两个孩子的样子……

谢天谢地，梦到这里我就惊醒了，要是再不醒，我想我应该再也醒不过来了吧？哈哈。醒来后背全是冷汗，换了件衣服，喝了杯水，赶紧提笔写字，再不写，我怕这蟒蛇真会把我们都给咬了。

学习完桂枝汤证和麻黄汤证，大家是不是觉得风邪、寒邪虽然顶着个"邪"的名号，但其实也还好，就是搞乱了体表的营卫，造成一点儿头疼、脑热等小问题，而且治疗也很简单，用炮火将它们统统赶跑就行。大家千万不要有这种思想，这样想太危险了，因为你们知道吗，风寒其实是有着截然不同的两面的，而这些天我们只是见识到了它们最平和、最善良的一面。别看它现在就像勒人的井绳一样"勒"在了体表，你们知道吗？它的另一面可是如同会吞人的蟒蛇一样凶残的。

这么说吧，风寒侵害人体时，其实总共分两大情况：一种就是风寒只造成了体表营卫混乱，这种情况就是我们这两天在说的；还有一种情况，风寒杀来的时候，不仅会把体表搞得乌烟瘴气，而且也会让体内乱得一塌糊涂。体内乱起来可就跟体表乱不一样了，这种乱是非常可怕的。这种乱是变化多端的，这种乱所带来的痛苦也是非常恐怖的，那痛苦会让人感觉真的像被蟒蛇生吞活剥了一样。

这风寒杀向营卫，把体表搞得乌烟瘴气，这好理解，因为它们是和营卫真刀真枪地干了起来，可这跟体内有什么关系？它们又没杀到体内，为什么体内会跟着一块儿乱呢？

这主要是跟人体内本来的状况有关系。如果人体内一切情况正常，什么脏、什么腑都健康、稳定，那么风寒杀来的时候，就只有体表会出问题；可要是人体里原本就有毛病，心肝脾肺肾原来就不那么健康，那么风寒杀来的时候，我们体内这些心肝脾肺肾就会"趁乱而起"，会跟着体表一块儿乱起来，而且会乱得很吓人。具体原因我们后面会详细再来分析。

大家发现没有，过去两论在说桂枝汤、麻黄汤时，我们只是一门心思研究风寒怎么鼓营、怎么泻卫，并没有提到过"体内"，对不对？

其实过去两论我们是默认了这个人体内情况是健康的，人这座城的城内一切都是好的，因此我们面对的也就只是体表、城门乱起来的情况。所以大家要明白，我们是在只有体表营卫混乱的情况下用的桂枝汤、麻黄汤。

如果风寒来袭时，不仅体表乱了，体内也跟着乱，那这就不是一个纯粹的"开除"方法可以解决的了，也就不是可以用桂枝汤或者麻黄汤来治疗的。

大家能明白我的意思吗？专业点说就是麻黄汤、桂枝汤是治疗单纯外感证的，只有纯粹体表营卫出了问题才能考虑用麻、桂。要是体内也乱了，什么心肝脾肺肾也出了问题，这时人虽然也会有头疼、发热等外感症状，但这是不能随便用麻、桂的。这点大家千万千万要先记住。

我想大家现在对这个没什么兴趣，都被"大蟒蛇"吸引住了吧？大家是不是很想知道为什么风寒打到体表，体内会跟着乱？是不是也想知道如此"内乱外乱"到底是怎么个乱法？会乱成什么样子？然后当外也乱、内也乱时，我们又该怎么办？

如果你真的这么想，那太棒了，后面的时间就别走了，统统留给我，小水牛将用下面一本书的时间来和大家一起寻找这些问题的答案。

一本书？

嗯，后面的内容，没有别的，其实就都是围绕"内乱外乱"这件事情来展开的。也可以说，后面的时间我们就全用来了解风寒"蟒蛇"的这一面。为什么要用一本书的时间呢？因为当年我们的仲景老师，也是为了这件事，用了整整一本《伤寒论》的时间。

来日方长，今天这事就先聊到这儿，大家只要能先记住只有单纯外感证才能用麻黄汤或桂枝汤这件事情就可以了。

今天小水牛想带大家换一个思维，换一种心情，咱们钻到人的体内去逛一逛，怎么样？

阴阳

钻到人的体内去逛一逛？

嗯，我们先来把人体内的情况逛清楚，看看里面都有啥构造，都有啥部门，看看里面是怎么个来龙去脉。下一步，我们才能弄明白什么外邪从表及里，什么邪气对里造成的异常影响。不把人体内的情况摸清楚，这后边的事可就没法说了。

不不，小水牛，认识人体是一件很是基础又很是重要的事情，这我懂。我好奇的是，你说我们要"钻"进人的体内去逛逛？这怎么个钻法？又怎么个逛法？我怎么突然有点儿小兴奋。

哈哈，是这样的，小水牛我不确定空凭一张嘴能把人体内的身体构造说清楚，所以我决定今儿临时做一回导游，带大家实地去探索一番。你们知道吗，其实我们人真的是有办法可以像旅游一样亲自到人体内去参观的，这种实地参观的方法有个名字叫"内视法"。孙思邈的《备急千金要方》云："常当习黄帝内视法，存想思念，令见五脏如悬磬，五色了了分明，勿辍也。"只要修得了这种"内视法"，我们是可以看到自己五脏的情况、六气的状态的，一切的一切是可以透明地、实时动态地、无比真实地呈现在我们面前的。

是不是觉得很酷，啥也不用干，一眼就可以看穿自己体内阴阳、五行、六气等所有的情况？这真的是挺酷的，具体该怎么进入"内视"，小水牛没办法告诉大家，因为我也不会，哈哈。但今儿我想做一个尝试，我想尝试模仿内视的方法，把整个人体情况分享给大家。我不知道这是不是有人第一次做这件事情，但大家不要紧张，只当逛博物馆就行。那我们就开逛吧！

首先第一站，我们来到的是位于人体最中心，也是最核心的地方。

在参观这个重要的地方之前，我们先来整明白一个问题。不弄明白这个问题，接下来的参观除了嗑瓜子外，可能不会再有什么意义。什么问题呢？问题倒不复杂，只有五个字——"什么是阴阳？"

什么是阴阳？阴阳是什么？听到这个问题，是不是很多人心里头马上咯噔了一下，连呼吸都有点儿不太顺畅？

对于很多人害怕阴阳这个事情，小水牛其实是既心疼又纳闷。

但凡接触过中医的人，都知道阴阳是中医最基础、最根本的东西。不懂阴阳，那根本就没法学中医。可是很多人就是弄不明白什么是阴阳，他们其实也想弄明白，可就是弄不明白，到最后实在没办法就只能硬着头皮往下学。这么一学就太痛苦了，人像走进了泥潭一样，越走就陷得越深，越走就越不懂，越走就越觉得恶心、窒息。最痛苦的是，有的人像中医院校的学生，明明知道再这样走下去一定是"死路一条"，可是因为很多现实的问题，还非得一直走下去。唉，太痛苦了。

关键你们知道吗，我们是可以不用这样痛苦的，因为阴阳的概念其实很简单，三两句话就可以说清楚呀。不信大家看下面这段话。

阳其实是能量，阴是承载能量的物质。

太阳是一个巨大的能量球，地球上所有的能源都来源于太阳。我们可以把从太阳发出来的所有能量都称为阳，而这个宇宙中所有能够接收能量的物质都称为阴。阴能储存阳，使能量稳定存在。

地球上的水和空气因为吸收来自太阳的能量而发生一系列有规律的变化，这些变化产生了自然现象和气候。在这里我们就能把吸收能量的水和空气当成阴，那么地球上复杂多变的各种自然现象，一下子就能简化为阴阳之间的作用。

地球上的植物能通过光合作用把太阳的能量存储起来，草食动物通过吃草来补充能量，然后肉食动物吃草食动物，大鱼吃小鱼，小鱼吃虾米，作为保虫之王的人通吃所有能吃的生物。这地球上错综复杂的食物网，其本质只不过是能量在不同生物之间的流动，所有的生物都能承载能量，所以生物体都为阴体。食物链主要的任务就是以阴体为载体来传递阳气，生物得到阳气而能活动。

单独地说，一个人本身就是阴和阳的混合体。古代描述一个人无疾而终是说阳寿已尽，人活着没有一刻能够离开阳气。所以《素问·生气通天论》言："阳气者，若天与日，失其所，则折寿而不彰。"李可老中医说："人身各处，但凡一处阳气不到便是病。"我们不要被那些神鬼小说给忽悠了，这个世界上是不存在专门祸害人间、阳气全无的鬼。没有阳气就是没有能量，没有能量怎么可能会动，不动又怎么可能祸害人呢？

言归正传，一个活着的人需要能量来支撑一切生理和生命活动，心脏跳动需要能量，消化食物需要能量，肢体运动需要能量，思考问题需要能量，人之氤氲同样也需要能量。毫无疑问，这一切所需的能量都是通过食物获取的。食物本身就是阴阳混合体，也就是说，我们获取能量的同时也吃进去承载能量的物质。要知道，没有这些承载能量的物质，能量就不可能稳定地存在。

食物进入人体，经过运化，阴和阳则分开，其阳提供人活动所需的能量，其阴依然起到承载能量的作用。阳得阴而能藏，人体中的阴液、阴精能收藏人的阳气，使得阳气不会飞扬而出。我们知道，人的脂肪可以暂时将多余的能量储存起来，等到能量不足时，脂肪就会燃烧而释放能量。人体之阴就有这样一个储存和释放能量的作用，但阴绝不只是脂肪，人体中一切承载阳气的物质都为阴。人就是由能量和承载能量的物质组成的，也就是阴和阳相互作用形成了人。

这是《学习中医很简单——我的四圣心源习悟记》里的一段话，为什么要在这摘抄这段话呢？没有别的原因，就是想趁机给这本书做一个广告（我是不是很直接？嘿嘿）。小的不才，《学习中医很简单——我的四圣心源习悟记》正是小水牛的另一本拙作，作品虽拙，但却真是小水牛用心血化作笔墨，一笔笔写出来的，所以几十元钱，买不了上当，买不了受骗，却可以看到一个人的心血，是不是很划算？是不是很超值？所以你还在等什么？赶紧购买起来吧！

哈哈，原谅我又调皮了一下。其实之所以把这段话直接摘录下来，是因为它能直接明了地告诉我们阴阳的本质。事实上，阴阳就是这么简单，阳就是能量，阴就是承载能量的物质，如此而已。

走出门去，站在太阳底下，感受这世间所有的所有，你会发现，无论是那慢慢流淌着的河水，那河边自由摇摆的杨柳，那岸上轻快奔跑的小狗，还是那河里逍遥游泳的鱼儿，归根到底皆是两部分组成的，那就是阳与阴，即能量与承载能量的物质而已。是能量让它们运动着，是物质让它们存在着。试想一下，倘若这一切的一切失去了所有的能量，会剩下什么？试想一下，倘若这一切的一切失去了所有的物质，又会剩下什么？认真想想，就不难明白，这个世界，除去了能量与物质，那真的就成了空白一片。

人，看起来很复杂，其实也是由物质之阴和能量之阳组合而成的。所有我们能看到的躯体、胳膊、肌肉、脂肪，还有精、血等物质都是阴，而被这些物质储存在里、满是能量的就是阳。

曾经也是在那本拙作里，小水牛举了一个例子。阳气其实相当于蜡烛的烛火，而阴质则相当于蜡烛的烛体。

朋友们，阴阳其实就是这么简单而已。阳就是能量，阴就是承载能量的物质。

阳气和阴质对于人来说，都很重要。没有阳气，那就像没有烛火的蜡烛一样——没有了能量，没有了光芒，剩下的就是一堆不会动弹的烂蜡。如果没有阴质呢？那就啥也没有，就像蜡烛一样，当烛体烧没了就什么都没了，精血、脏腑、胳膊、躯体这些统统都没有，原本被承载在这些物质里的能量一哄而散，最后就是彻底的"空空如也"。

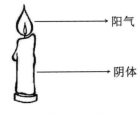

蜡烛阴阳理论

事实上，你们知道吗？我们每个人，生命最初的模样，就是一团充满阳气和阴质的气，这团气有个名字叫"祖气"。假如把人比作一颗植物的话，那么这个祖气就相当于一粒种子，是这粒种子通过发芽、生长，最终形成了我们。

这团祖气里面的阴阳，即物质和能量原本是混茫在一块儿的，后来这里面的阴阳通过阳升阴降，枢轴运动，化气血，成脏腑，开诸窍，培骨立体干，拉筋束关

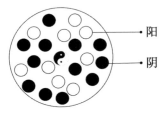

内含阴阳，混茫为一的祖气

节，伸脉通营卫，生肉培部分，化皮固肌肤……一点点地变化，最后变成一个五气皆备、形体具成的人。

关于祖气具体分化成人的过程，我们就不深究了（话说小水牛想深究似乎也没有这个能力哇），这对于我们这些已成为人的人来说，没有太多的现实意义。不过有一点，小水牛想告诉大家，那就是在祖气一点点长成我们的过程中，有一个人一直陪伴着我们。她寸步不离，她小心翼翼，她见证了我们每一块肉的出现、每一个孔窍的生成，她为此受过很多罪，她时常呕吐恶心，她脚肿得穿不了鞋，她睡觉时没有一个姿势是舒服的，所以她常常一夜无眠。可是在她受这些罪的时候，还不忘空出一只手，隔着肚皮用这世界上最温柔的力度安抚正在孵化的我们。她是谁？她是现在正在厨房忙进忙出就怕我们吃得不好的，她是早早会洗干净棉袄就怕我们穿得不好的，她是迟迟不愿挂断电话就怕我们过得不好的——妈妈。

阴阳自中而升降

祖气完成生化为人的伟大使命后，并没有就此离去，它留在了由它生化而来的人体的中间，这个地方在哪里呢？同学们，远在天边，近在眼前，咱现在参观的正是这个地方。

大伙儿看，这就是完成了分化成人使命后的祖气，因为它现在位居人体中央，因而又被称为"中气"。大家可千万别小瞧了这团中气，这可是我们身上最重要的宝贝。

不过让大家看，可能有点难为你们，因为这中气实际是看不见的。真的，就算我们真能潜入人体来参观也是看不见这中气的。咱面前的这团中气其实就是《道德经》里描述的那团"视之不见、听之不闻、抟之不得"的气。可是看不见可不代表就没有东西，大家记住了，这个世界上有些东西虽然是咱肉眼瞧不到的，可它们实实在在是存在的，最简单的例子，就比如我对你们的爱，嘿嘿。

这中气是挺有意思的，我们说了中气是由祖气变化而来的，而我们又说祖气里边全是阴和阳——阳气是能量，而能量总是热烈运动的，如火一样，能让我们感受到光和热；而阴是物质，物质是实体的，像水、桌子、凳子，不说别的，或大或微，总也能让我们感受到它的存在。这就有意思了，阴、阳都是能被我们感知到的，那这充满阳和阴的中气，为什么我们反倒看不见、摸不到呢？

这是因为中气里边的阳气和阴质两者不分伯仲，混茫在了一块儿，它们交汇融合成一个非阴非阳、不寒不热的虚无之体。因为阴阳谁也不比谁多，谁也无法在这里将自己的特性展现出来，所以中气既没有阳躁散动之热，亦无阴凝结合之实，这就是咱看不见、摸不着中气的原因。虽然如同虚"无"一般，可这里面是"有"东西、是有阴阳的，正如黄元御老师在《道德悬解》中说的那样："万

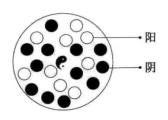

阴阳混茫，宛如虚无的中气

有悉是此无所化，乃无也而非空也，其中有象、有物、有精。"事实上，这就是传说中的"无极"。

无中生有，无也非空，万有皆由此化。

是不是有点儿听不懂？没关系，听不懂很正常，不怪大家，要知道中气的名号可是"玄之又玄"。大家只要记住我们的人体内有这么一团阴阳皆有的中气就行，管它看不看得见、摸不摸得到，有啥重要的，这重要的事情才刚刚开始……

《四圣心源》云："阴阳未判，一气混茫。气含阴阳，则有清浊，清则浮升，浊则沉降，自然之性也。"

我们说，中气是由阴阳混茫而成的，可你们知道吗？这中气里面的阴阳都不太喜欢待在中气里边。其中那如火一般充满能量的阳气，本性热烈而炎升，聚在一块儿就会不顾一切往上浮升，其间还不忘拐带一小部分阴质，于是一缕阳热的、充满能量的、如水蒸气一般的烟雾从中气出发，一直往上腾去了。

中气里如水一般满是物质的阴质，本性静浊而喜降，它和阳气喜欢热闹、梦想一飞冲天不同，阴质聚在一起就会毅然往下降，顺便也承载一部分阳气，于是有这么一瓢冰凉的清泉从中气出发，一直流淌而下。

因为阴阳踏上了各自的追梦之旅，所以在我们的中焦，总有一缕阳热的轻烟左腾而上，有一瓢阴凉的清泉右转而下。

都说"梦想一旦被付诸行动，就会变得神圣"。阴阳用它们的行动印证了这句名言。阳升阴降的这两个梦想，对于我们来说太重要、太神圣了。

阳气从下升于上后，会继续升散到全身，并给所到之处带去能量。正因如此，我们的四肢有了活力而能运动，眼睛有了光明而能视物，耳朵有了灵通而能听声，脑子有了神明而能思考，一切一切功能皆因有了阳气的注入而能正常地运作起来。静浊的阴质也没闲着，通过一些运转发挥着滋养皮毛肌肉、润滑经络孔窍、充养脏腑等作用。

可以这么说，这由中气升降而出的阴阳为我们的各项生理和生命活动提供了所有必需的能量和物质，中气就是生命的源泉。这哪天要是中气枯竭了，那么我们指定就活不成了，就像黄元御老师在《长沙药解》中说的："中气亡败，则性命倾矣。"

说到这，可能有的人想问：小水牛，你看这烟雾不断左腾而上、清泉一直右转而下，我很好奇这团中气里面到底装有多少阳气和阴质啊？或者说，中气里面的阴与阳，可以够我们用多久呀？

如果问能用多久？这就不好说了，同样一份家产，省吃俭用，也许能花个好几年；要是大手大脚，今天买豪宅，明天换跑车，那指定用不了几天。同样的道理，中气里面的阴阳就那么多，人要是拼命活动，使劲消耗，那肯定会用得很快，要是缓着点耗，那自然可以用得更久，所以这并没有定数。

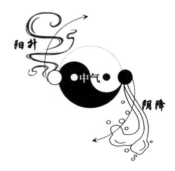

阴阳自中而升降

　　不过小水牛可以告诉大家，中气里面并没有多少阴阳。

　　就算人完全不动不闹，完全像一具"尸体"那样躺着，尽最大可能省着用阴阳，中气里的阴阳最多也只够用七天。七天一到，中气就会消耗完毕，从此便不会再有热阳和凉阴从中散出。

　　这就有意思了，中气是人生命的源泉，可这中气里的阴阳最多只够用七天，还是不动不闹的那种，要是再加上又蹦又跳，那还得了？这怎么够我们用呀？

　　是呀，这怎么够用？

　　当初我们那美丽智慧的造物主，在用黄土和水造人的时候，也曾停在河边思考过这个问题。她是这么想的：给我的这些宝贝准备这团中气是没有错的，可是要给他们多少才够用呢？一天的量？一个月的量？一年的量？似乎给多少也不够，现在给再多的阳气和阴质，以后也定会被这群捣蛋鬼挥霍一空的。等他们离开了我，独自去生活，把这些中气都消耗完后，他们该怎么活下去呀？

　　头疼，充满母爱的疼。

　　咋办？你们说咋办？要是你是造物主，你会怎么做？

　　算了，与其叫他们坐食山空，不如教给他们自给自足的生存之道。说办就办，造物主从祖气里抓了点阴阳，首先给人化生了两个脏腑，这两个脏腑就是"脾"与"胃"，并且让人懂得了"饿"的感觉。这么做有什么意义呢？

　　意义可就大了，请问饿的时候，大家会想干什么？

　　吃饭！小水牛，我可不抗饿了。一饿起来，脑中就只剩下馒头，啥也干不了。

　　没错，老天爷给了我们脾胃还有饥饿感，目的特别简单，就是叫我们去吃饭。

　　《四圣心源》云："土分戊己，中气左旋，则为己土；中气右旋，则为戊土。戊土为胃，己土为脾。"

　　祖气通过左旋、右转生成了脾胃，因而脾胃也就分布在了中气的左右。我们说了，中气里的阳气总会左腾而上，而现在脾又正好处在中气之左，所以这股阳热之气在升腾的时候便会首先来到脾，脾脏因为这股阳气的到来，自此变得温暖而善消磨；同样，从中气右降的阴质会首先下降至处于右方的胃腑，胃腑因为阴质的存在，变得清虚而善容纳。

　　一个善容纳，一个善消磨，这便使我们具备了运化食物的能力。

　　我们在吃饭时，通过胃阴下降，食物可顺滑而下。待饮食入胃后，脾阳则会赶来磨化。食物经过脾阳的一番磨化，会脱去坚硬的外壳，其藏在里边的精华便会纷纷释放出来。这些磨化而出的精华可不得了，因为它们会化生成新的中气。精华中充满能量温热的谷气会补充中气里的阳气，并随阳气上奉，本是承载谷气的凉润的谷精会添补中气里的阴质，并随阴质下藏。

　　脾胃通过运化食物可以给人带来新的中气，新的阴阳，这样一来问题就解决了。虽然中气这个布袋里装的阴阳只能够消耗几天，但我们

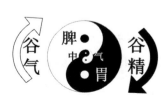

水谷精华填补中气

并不是只出不进的，中气一边消耗，我们也一边通过饮食补充，从里边拿一个铜板，马上会再放一个铜板进去，因而这钱囊虽不大，但它却永远都不会落空，永远都有中气，永远都有阴阳。

只要中气不落空，我们就不用急着担心死亡的问题，而要想中气不空，就不能忘了吃饭。所以同学们，大家记住了，从生存的角度看，人这辈子最重要的事情不是别的，就是吃饭。只要能吃饭，只要脾胃功能尚存，那么我们就可以补充阴阳，补充能量和物质。所以大家一定要好好吃饭，把吃饭这事当成一件最重要的事情去办，别总是囫囵吞枣吃几个盒饭就完事。没有什么比这更重要的了，要知道就连国际会议在讨论到世界大战紧张局势期间，都会因为要吃午餐而暂时停会。

阳升极则降

吃饱喝足再赶路，咱们继续下面的参观。

由中气左升如一缕轻烟的阳气，在谷气的支援下，会源源不断地从中焦往上腾发，来到上焦。这些阳气来到上焦后，便会进入心脏化成心火。话不多说，我们也跟随着阳气的脚步到上焦去瞅瞅。

大家看，热腾腾的阳雾簇拥在这编织成了云朵，满天翻腾的云朵如同海里滚动的浪花，偶尔冒出的火光就像在湖面上闪烁着的星光，一眼望去，整片云海碧蓝无际、星光闪闪，《黄帝内经》中的"上焦如雾"，说的就是如此美景吧？简直不要太美丽了呀。

（朋友们，大伙不妨真的去试着想一下充满云雾的上焦的样子，想想那会是一副什么样的景象，尽量把它具体化、形象化。不仅是上焦，中焦、下焦及等下要说的所有地方，大家都可以这样去想。这样的想象对于我们的学习很有帮助，因为这能让我们更彻底地了解上焦、了解人体，而不是到头来只空洞地记住"上焦""心火"这些空洞的词。在脑海中不断地构造、细化人体内的景象，这对于我们建立中医的思维和逻辑是有很大帮助的，常常会有事半功倍的作用，不信，大家可以试着来想象一下。）

这些来到上焦的如云雾的心火，不单单只有美丽的外表，还有着卓越强大的能力。充满阳热、满含能量的心火，就像精力充沛的人儿一样，一刻也闲不得，它们会从上焦宣通至全身，给各个地方注入能量，让它们正常地运动起来。心火会宣通到四肢，给其注入了能量，所以四肢能运动；心火会宣通至眼睛，给其注入了能量，所以眼睛能视物；心火会宣通至耳朵，给其注入了能量，所以耳朵能听声；心火会宣通至脑袋，给其注入能量，所以脑袋能思考……反正看物、听声、嗅气、尝味、运动等一切与"动"和"热"有关的工作，都是因为心被火注入了能量才实现的。另外说一下，我们的老朋友营卫兄弟其实也是由这如雾气般的心火发散至体表而变成的。

温热的阳气络绎不绝地

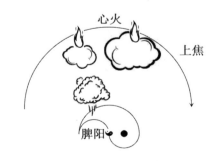

上焦如雾，火红云海

往上腾达，营造了上焦热火朝天、灯火辉煌的阳热旺盛景象，而热烈的阳气还将继续宣通、升散去完成发光发热的理想。

不过问题出现了，这问题在上一论中也有提到。那就是从食物转化来的，这些来到上焦的心火除了到手、脚、眼、耳等各部门工作消耗掉外，常常会像地主家的余粮一样有富余。这就有个问题，因为产出总比消耗的多，所以如果对这些多出来、剩余的阳热放任不管的话，那么阳热就会一直在上焦积累，不用多久我们的上焦一定会比维苏威火山还要热闹。如果真是这样，那么当能量积累到极点便会"爆炸"，阳火乱闯，人体就会口干舌燥、头昏脑涨、心烦意乱，上焦就会乱成一片。

幸好，人的上焦有一个脏腑会专门处理这些富余的阳热，这个脏腑就是心脏的邻居——肺脏。

话说心脏中的心火大部分风风火火地飞散到各个脏腑中去，剩下的阳火就来到了肺脏。好玩的事情来了，这些阳热好散的阳气来到肺脏后，一下就不再往上升了，而是乖乖地开始往下走。

我们说阳气本性不是热性好散的吗？那为什么这阳气来到肺脏后就往下走呢，这是发生了什么事情？

一般在这个时候，我们会听到诸如"物极必反""升极必降"等这样的解释。恕我直言，小水牛一直觉得这些解释不是故弄玄虚就是故意添堵。升极为什么必反？反的原因是什么，又是怎么个反法？你好歹给人说清楚呀，啥都说不清楚，出口全是"物极必反""营卫不和"，这是中医吗？这是学问吗？这是垃圾呀。唉，罪过，罪过，又骂人了……

其实阳气升极而降这件事情蛮简单的，关键还很浪漫，不信，大家看……

我们在介绍营卫是怎么来的时候，曾说过人的体表外面全是清凉的苍天之气，人就像泡在一片清凉之气的池子里一样，对吧？我们也说了这个苍天之气对人来说很重要，正因为它紧紧挨着皮毛，所以才让卫气得到凉化的机会，收获了清敛之性，我们的营卫才变成现在这样能散又能敛的样子。来到体表的正气能由热变凉，由宣散变成收敛，全靠这清凉的苍天之气的同化。那大家知不知道，这么宝贵的苍天之气，其实不只会包围在我们体表，它还会进入我们的体内。

大家现在放下所有东西，闭上眼睛试着缓慢而深长地呼吸（最好到外面树林里，张开双臂，怀抱自然深呼吸），有没有感觉到一股清凉之气从喉咙直贯心间，一种清爽醒神的感觉和愉悦荡漾在胸膛？

这股清凉之气其实就是从体外吸入体内的清凉苍天之气。我们知道，人的呼吸是一个"吐浊纳清"的过程。"浊"即是我们呼出的新陈代谢所产生的浊热之气，而"清"呢？就是我们吸入的清凉的苍天之气。这清气随着吸气进入肺，所以我们的肺是被这些清凉之气所弥漫的。因此，肺虽然是心脏的邻居，可它却是清凉的。

清楚这点后，大伙再等一会儿，我们还得再说一件事。

大家刚刚有没有留意到这个细节，我们说中气里边的阳气在往上升的时候，说了一句阳气会顺便"拐带一小部分阴质"。刚刚没看仔细的同学可以翻回去再看一下。这个细节还是蛮重要的，阳气在往上升的时候并不完全是纯阳的，而是像火蒸腾水一样，会把一些阴质一起蒸腾上去，所以这是一个阳蒸阴的综合体，也正因为阳中有阴，所以我们在上焦看到的才是水蒸气、云雾。要是上来的全是纯阳，那就不是什么云雾了，而是一片吓人的火海。大家能明白吗？这上焦虽然充满了阳热的能量，但并不是纯阳的，阳气里面是弥漫着湿润的阴雾的。

好，问题来了，这个湿润、阳热的雾气，升着升着进入了这满是清凉之气的肺脏，你们猜，接下来会发生什么事情呢？

小水牛，我知道，我是物理课代表，物理学得老溜了。热腾腾的水蒸气遇到冷空气，会凝结成小水滴然后往下落，生活中的雨就是这么形成的。我们上焦这湿润的热雾来到肺脏，遇见里头的清凉苍天之气，理应也得化成一场雨，从这往下降吧？

很好，真的很好。我发现，物理学得好的人似乎对中医格外有天赋。

是的，当上焦的热雾来到肺脏后，遇到清凉的清气，热雾中的阴质、水汽会一下凝聚在一块，变成雨露，这雨滴从天际而落，无论下面的花儿是鲜润还是枯萎，无论下面的人是贫苦还是富贵，它都这样无拘无束地往下洒，

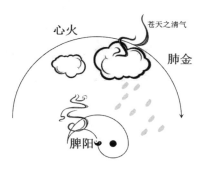

地气上为云，天气下为雨

全凭自个儿喜欢。

所以下次和女孩说情话，你可以说：我要把你藏进我的心里，然后我会在里面给你撑起一把只属于你的伞。她一定会好奇地问你：为什么要撑伞呀？你可以这样回答：因为我的心里下着一场雨，一场和当年许仙邂逅白娘子时一样的雨，一场因你而下的雨，所以你要来看看这场雨吗？

是不是很浪漫？是不是很有情调？嘿嘿。

浮动的心火来到清凉的肺脏，会被肺气凉化为雨露，然后降收于下，因为有肺中这场雨的清凉降收，上焦则不至于热气熏天，正所谓一丝清凉之气卷席了乌云，带来这么浪漫的雨，洗去了心中无数苦闷。

心火遇到清凉的肺气，化为雨露而下，这就是上焦阳气会升极而降的原因，一切都因为这场雨。

将阳火收敛于内的雨露，从肺继续滴滴答答往下降洒。这些洒落的雨水下着下着便落到了一个地方，这个地方叫"胃腑"。

关于胃腑，我们之前说了，中气里面的阴质和由水谷磨化而得的谷精，会不停地右转来到胃腑。因此，这里一直有一缕不绝的清凉泉水如瀑布般往下流。

这回就更有诗情画意了，倾盆而下的肺金雨水落到胃腑，激荡了点点波纹，波纹散开，雨露便融入了这泉水，志同道合的肺金和胃阴，就这样走到了一块，真的就像雨滴滴入泉水一样，两者汇成了一川瀑布，这瀑布继续流淌到了下焦，便汇集到了膀胱……

同学们，在这里大家要特别注意胃腑，因为胃腑在这整个右降机制中有着至关重要的作用，这是肺金敛收的必经之路。这里情况的好坏常常会决定整个右降收藏心火任务的成功与否。用黄老师的话说，就是："金水之收藏，全赖胃土之降。"

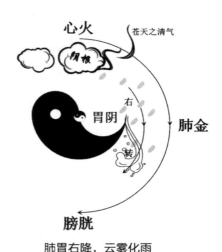

肺胃右降，云雾化雨

肺金和胃土这条右降之路，其实就是我们上一论说过的那条肃降阳热的国道，人就是通过这条道路，敛收、肃降上焦的阳气的。

从上降下的清凉的雨露肺金和从中流出的冰润的清泉胃阴，汇流在一块，进入了膀胱，汇集成一泉冰清的湖水。

从肺金到胃土再到膀胱，合在一起就是我们人体整个敛收阳火的机制。上焦浮动富余的阳火就是被肺金、胃土、膀胱一步步敛藏到下焦的。问大家一个问题，上焦一直有阳火浮动于上，然后这些阳火遇到肺气也会一直被收敛到下焦，那么请问这些被收敛于下焦的阳气到哪儿去了？

这问题听起来可能有点儿奇怪，心火不是到了肺中就变成了雨水吗？那阳气自然就融入雨水中啦，还能到哪儿去？

是呀，我们都知道，一个炉子冒着很多火气，我们往那上面浇水，水是能把炉子里的火气、能量给收藏进水里的，因为火气都被收进去，所以水可以起到灭火、降温的作用。水能收敛火，这没问题，这是大伙儿都懂的常识，我想问的是，这水收藏火气的时候，会把这些火气、这些能量收藏到哪里呢？

大家能听明白我的问题吗？水能把能量收到水里面，那它具体会把这能量收在哪里呢？

这样，这件事情是有点特别的，小水牛先说结果吧。你们知道吗，当水在收藏阳热的时候，是会把阳热、能量不断地往里收集的。阳集中于里，阴收敛在外，这就形成了一个外阴内阳的坎卦之象。具体地说，膀胱这泉凉水会把上焦的心火最终汇总起来，然后往水中间收藏，火聚于中则温，所以膀胱这水是外清内温的，也就是说这水别看表面是凉的，但因为不断收藏了阳气于内，所以它里边是温热的，就像一个糯米糍一样，外边是凉的，打开里边冒着热气，也像黄元御老师说的："阴能守则阳秘于内，阳能卫则阴固于外。阳如珠玉，阴如蚌璞，含珠玉蚌，完玉于璞。"黄老师的比喻是，

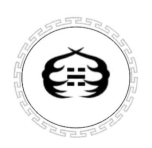

阴藏则阳聚在里而成坎

如果膀胱这阴水是蚌壳，那阳火就是蚌壳里边的珍珠；如果膀胱这阴水是璞石，那阳火就是璞石里边的宝玉。

大伙能明白这个道理不？我们说肺金雨露是清凉的，胃阴清泉是冰润的，它们流在一块儿汇入膀胱，那膀胱这水自然也是清凉的，对吧？但是这清凉只是膀胱的外在表象，因为它会源源不断地把从上焦收敛来的阳火聚集在里，所以它里面是有阳热的，其内部甚至是温暖的。清凉的膀胱之水的内部是温暖的，这事听起来是有那么一点儿不可思议。这样，小水牛再给大家讲一个历史史实，大家可能就能理解了。

作为地球上最后一批迁徙的人类爱斯基摩人（自称"因纽特人"），当年从亚洲一路迁到北极圈附近。很多爱斯基摩人初来乍到，根本受不了北极的严寒，冻死的人是一批接着一批，直到他们发明了冰屋——爱斯基摩人就地取材，搬运厚实的冰块堆成小屋，用水浇冰使其严丝合缝，就这样创造出了密不透风的冰屋。不可思议的事情发生了，冰屋虽然不是很大但却十分暖和，有的爱斯基摩人晚上在里面睡觉甚至要赤身而卧。是不是很神奇，这房子全是用冰块围成的，但里边却很暖和，甚至还有点儿热。这是为什么呢？这其实就是运用了阴藏阳之理，冰屋会把外面的阳气、能量集中并往里收藏，所以屋子里边得以温暖。

膀胱壬水外清内温跟这冰屋是一个道理，壬水不断地将阳火收藏于里，所以壬水内里温暖。

因为膀胱之里正好以经络连接着作强之官——肾脏，因而壬水收来的能量不断地秘于里，最终便会由经传于肾，这些膀胱内里的阳热悉数传到了肾中，肾水因而成了一湾热气腾腾的温泉。

阴降极则升

小水牛，肾水是温暖的又如何呢？难不成可以泡温泉吗？

泡！怎么不可以呢？这逛了一天，脚也酸，胳膊也累了吧？

那还在等什么，赶紧脱光光，下池来泡个澡呗。

这恰到好处的水温和柔和顺滑的水质，是不是很舒服，让人一下子酥到骨头里？

边泡我们边来看看这肾水。膀胱将阳火秘藏于里，这阳火通过经络来到了肾脏。一开始肾脏像晚冬的湖面一样，安静得丝毫没有一点儿波澜。不过随着下藏的阳气越来越多，肾水会变得越来越暖，越来越暖，最终冬去春来，肾水成了一湾真正的热泉，此时只见肾中的阳气蒸腾肾水化成一缕缕湿润的热气从水中冒出，往上升腾。肾水中的阳气，就这样从收藏走向了升发，如同寒冬殆尽、新春初来的新芽一样苏醒了过来，悄然从里冒出了头，就这么往东方升去。

这一升，温暖而湿润的肾水便化生成肝木，正如黄元御老师所说："木者，水中之生意，水泉温暖，生意升腾，发于东方，是以木气根荄下萌。"

从温暖的肾水升腾而出的肝木就像刚刚脱缰的小马一样，带着兴奋与快乐一路狂奔，这一奔便来到了仓廪之官——脾脏。从下焦升腾而来的温热之阳来到脾土，会有什么作用呢？

作用可就大了。我们先前说过"民以食为天"，"饮食"就是我们的天，这脾胃就是我们的生化之源，我们身体里所有的能量和物质都是由脾胃运化谷物而化生来的。这个脾胃运化的功能是永远不能失去的，一旦失去，我们生化无源，铁定就活不久。而我们也说了，脾胃运化谷物主要就是通过脾阳在磨化的，所以有一件事情大伙记住了，我们人要活着，脾土中必须要有阳气，中焦必须要有磨谷的脾阳。

这就有了个问题，这脾土中的脾阳不会一直乖乖地待在中土烧菜做饭，它才不稀罕厨师这个职业，人又不是新东方毕业的，它跟其他阳气一样，都有着炎升冒腾的本性。因此，如果没有别的阳气赶来脾脏，赶来补充脾阳，那么中焦的这点儿脾阳是会全跑到上焦去的，等到那时候脾土就会变成一方了无生气的土。脾阳统统都跑到上边去了，这里也就再没有阳气来磨化水谷。水谷不磨，中气不充，用不了几天，等剩下的阴阳耗散干净后，这人也就该喝孟婆汤了。

幸运的是，我们的体内就有"别的"阳气会一直赶到脾土，补充脾阳。这个"别的"阳气就是从下升腾而来的肝肾之阳。大家看这肝肾之阳热能源源不断从下升到脾土，这样虽然脾阳还是一直升散，但就能一直保持温暖，一直有脾阳。这个道理应该不难理解吧？就好比一锅汤，如果这个锅下面没有柴火，那么不管这锅本来有多热，锅里边的能量最终都会散完，最终变成一锅冷冷的、毫无生气的汤水。但如果锅下边有一直燃烧的、可以一直给锅供热的柴火，那么这锅汤就能一直热烈沸腾。如果说脾土是一锅汤，那温热的水中肾阳就是这锅下面的柴火。就像张景岳老师在《景岳全书》中说的："水中之火，乃先天真一之气，藏于坎水，此气自下而上，与后天胃气相接而化，此实生生之本也。是以花萼之荣于根柢，灶釜之用在柴薪。"

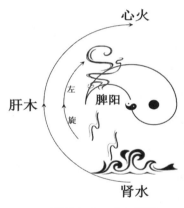

肝脾左升，火气腾腾

　　小水牛不才，只是一个业余美食家，但在我看来，我们人体整个阴阳运转的机制其实就是这件事情——就是为了让这脾土能够源源不断地得到阳气。

　　大家看，阳气从肺胃敛降，由膀胱收藏到肾，最后再由肾经肝上行温暖脾土。右边圆运动持续收敛心火，这阳火再持续左腾至脾土，这绕了一大圈，其实最终就是为了让阳气能源源不断地升到脾土，让脾阳能持续不断地燃烧下去。因为只有脾阳一直旺盛，一直燃烧，才能一直运化谷物，精华化生、阴阳生成，生化之源才能源源不绝，生命之本才能源源不绝。所以小水牛不才，始终觉得，人体这整个圆运动机制就是围绕让脾阳持续温暖这事在进行的。

肾水肝木这点阳火来到脾土后，伏在了谷物下面，化为了燃谷之火，就这样默默地烧了起来。起初火只是不起眼的星星之火，不过这火逐渐壮大，势可燎原。随着脾土中阳火不断磨化，食物中的精华逐渐释放出来，其中阳热的谷气一点点跟着这火左旋而上，因而只见脾土这把火越烧越旺、越烧越高，直腾云际而去，肝木和脾阳就这样炎升成了心火。

跑在前边的心火，一来到上焦，就马上疾走而奔散到手、脚、耳等地方去输送能量，去注入活力，去发光发热。等到一些落到后边的阳火好不容易爬到肺脏时，一阵清凉的苍天清气刮了进来，将热烈的云雾打散成了滴滴雨露，肺金右降……

到此，我们就把人体给逛了一遍。

我们体内有一个圆

大家是不是想说，小水牛，我们从心火走了一圈，现在又回到心火，合着今天我们逛了一整天是逛了一个圆呀？

是的，没有错，我们今天正是在人体这个博物馆内逛了一个圆，并不是小水牛故意带大家兜圈，是因为这本来就是一个圆圈，而且还是个半边天晴半边雨的圆。

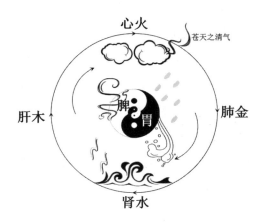

圆运动象思维图

天施好雨，形如雨露的肺金和一缕清泉的胃阴汇流成河，带着上焦心火右降至膀胱。心火清降，阳根秘固，收至肾脏，肾水温暖如温泉，一股暖气从肾水蒸腾而起化为肝木。阳热的肝阳与脾阳，两股热流汇集成云，左腾于上，归位于心。阴水右降，胃土得以清虚而能容耐食物；阳火左升，脾土得以温暖而能消磨水谷。满是能量和物质的精华，从中土随着这个圆源源不断地升降而去。

雨落日升，水交火融，一气周游，如环无端，这个就是今天我们参观的圆。

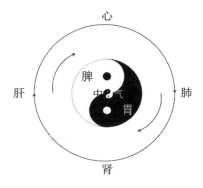

圆运动朴素逻辑图

大家应该也能感受到，我们人体圆运动这个生命体系其实很简单，就分两部分：一部分是阴水收藏阳火，哗啦啦地右降；一部分是阳火蒸腾阴水，热腾腾地左升，对吧？

其实就是这样的。我们说了人最开始的模样就是一团混茫不分的阴阳（无极状态），是这团阴阳祖气通过升降变化，一点点发展成圆运动这个生命体系的，所以不管这里面多复杂，那从本质看，里面就是阴和阳在转而已。

不过这种转动再也不是混茫不分时的那种乱转了，在这个完整的生命体系里，阴阳在这种无休止地循环转动中，已经一人主导了一半的世界。

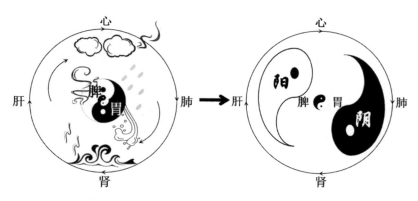

圆运动的本质——阳升阴降

大家看，上焦火中之阴化雨而落，和泉水胃阴一块儿落入温泉肾水，这整个右降的过程其实就是阴水在主导，阴水在发挥降收的本领，藏着阳火，直往右降；下焦水中之阳蒸水化气，和热气脾阳一起升为云雾心火，这整个左升的过程其实全程就是阳火在主导，阳火在发挥升腾的本领，带着阴水，直往左升。

大伙再认真看一下，我们人体内整个圆是不是就这么回事？虽然阴阳融合不可分，每一处都是阳中有阴、阴中有阳的，但右降过程是不是阴水在主导，左升过程是不是阳火在主导？

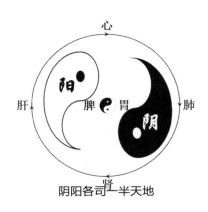

阴阳各司一半天地

其实圆运动的本质就是这样的，阴阳这两股力量分别司管了一半的天地，阳管天晴升发这一边，阴管落雨降收这一边，两个合在一起控制了整个圆。

是不是一下觉得整个圆运动逻辑很简单？其实还可以再简单。什么意思呢？大家盯着上面这图好好地看，能看出什么不？我们经常讲"悟道"，就是在自然表象中参悟出事物内在至简的本质真理。现在大家不妨就来悟一次道，对着这个图，看看能参悟出什么来不？

这个本质真理说出来是很吓人的，大伙现在把上图的阴阳合在一块，这是什么？

这是太极呀！阳根浮动交于上，阴根亲降交于下，阴阳相交，这就是一个太极。所以

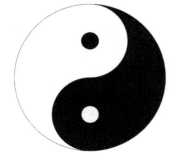

人的本质是一个太极

同学们，我们老说的圆运动本质其实是一个太极，我们人的本质也是一个太极。人其实并没有什么了不起，就是从无极的状态生长成一个太极的状态而已。

同学们，人整个生命体系有很多东西我们还没讲，也有很多东西是没法讲的（人类未知的），这个体系要比我们现在所了解到的复杂得多。但大家不用害怕，无论多么复杂，其本质就是一个太极，就是一个阳左升、阴右降、阳中有阴、阴中有阳、阴阳相交融合的太极。我们每个人都有这么一个太极，《朱子语类》中有"人人有一太极，物物有一太极"，说的就是这个意思。

"人人有一太极"，这个思想有的人可能现在还感觉不到有什么特别的地方，但真心希望大家借着今天好好悟一悟这其中的道理，悟明白了你可能会"一通百通"。到时你就会明白为什么我们中华传统的文化会提倡"天人合一"。因为天地也是一太极，所谓气有万殊，理则一贯，形体各有差别，但这内在阴阳运行的道理是一贯相通的，都是太极，就像芬余氏在《医源》中说的："天地者，太极之巨廓也。人身者，一小太极之巨廓也。"人身是一个小太极，天地是放大版，是个大太极，他们内在的本质道理是贯通的，所以我们可以用天地阴阳运行的道理来思考我们人内在阴阳运行的道理。大家发现没有，小水牛在说医理时总喜欢用生活中的例子来解释，这其实就是偷用的"天人合一"思想。

要想真正弄明白人这个太极，建议大家要在这三点上面下苦功：一是，上焦之阳升极为何会降？二是，下焦之阴降极为何会升？三是，中焦脾胃是如何运化的？

这三点，今天小水牛也着重地分析了。如果觉得小水牛讲得不够好，或者你自己还没能弄明白，没有关系，下点儿功夫好好琢磨琢磨，小水牛相信，大家一定能"拨开云雾见青天"，晓悟太极的。

朋友们，大道无私，我们每个人的体内都有着这么一个太极，都有着这么一个圆。只要这个圆，左阳、右阴两股升降势力平和不偏，互相融合，相互制约，那么肺胃右降，肝脾左升，云雾化雨，阳腾生火，圆运动就可以这么有条不紊、和而不偏地运转下去；阳可收、上则不病热，阴可发、下则不病寒；阴根沉静、胃清虚可纳，阳根秘固、脾温暖可磨，谷物得以纳磨，生化之源不断，人将有用之不绝的阳气和阴质，生命之火将长盛而不衰——人会容光焕发，粉红眼膜上会挂着一对亮澈如火的眼睛，柔滑如水的肌肉上会披着一层透红如玉的皮；精力充沛，像一头充满活力的小狮子一样投入工作中；会吃得香，睡得沉，拉得顺；更重要的是，不易悲伤，很少愤怒，脸上的嘴角会总微微地上扬，心平静得像住着一个宽容睿智的老头……

阴阳平和，左升右降无偏，圆运动正常运转，人则健康；那要是阴阳不平和，左升右降有偏差，人之太极不成圆，会怎么样呢？

今天我们说了这么久，就只说了这个圆正常运转的情况。那么这么一个太极，在运转的时候难道就不会出现问题吗？如果一出现问题，是不是就会让人生病？如果是，又会让人生什么病，会给人带来什么不适呢？

来，不要走，欲知后事如何，马上就来分解！

第五论

疾病大统论——

病分阴阳，

路有两条

如果可以，大家请记住这个事实，什么事实呢？那就是不管你是皇帝，还是乞丐，我们其实都一样，本质就是一团阴阳。不仅是人，就算是地上的蟑螂、野草也一样都是一团阴阳，所以万物是平等的，没有谁比谁了不起，没有谁比谁更低贱，所谓"人生天地间，高不盈七尺，寿不过百年，本无贵贱之分，破烂人，破烂货，人非贱，货非破"。所以以后可不许瞧不起我哈，虽然我是一头牛，哈哈。

我们人最开始的模样都是一团混茫不分的阴阳，是这团阴阳祖气通过升降变化，一点点发展成左升右降这个太极的生命体系的。

而整个太极、整个圆运动从宏观的角度看是由阴阳这两股力量在控制的。所以我们人体里这个圆转得好不好，我们整个人活得好不好，全看阴阳这两股力量之间的关系。如果阴阳之间能够保持平和不偏，阴不多阳不少，大家刚刚好，那么各自司管的半圆就能完美地契合成一个完美的圆，左升右降可以达到平衡的状态。这个圆就能这样周而复始地转动下去，人也就无灾无难，寿尽天年。这便融入了天地造化的大道，就像《景岳全书》说的："天地阴阳之道，本贵和平，则气令调而万物生，此

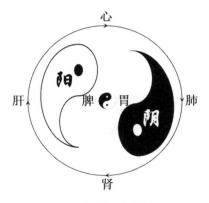

阴阳各司一半天地

造化生成之理也。"

大家看，这儿有一件很有意思的事情。我们说体内防御外邪的屏障也是有两股力量在控制的，一个营和一个卫，营卫两股力量有着截然相反的特性，这两股力量要达到平和，体表才是正常的。现在我们体内也有两股力量，一个是引领左升的阳气，一个是引领右降的阴质，这两股力量也有着截然相反的特性，而且也是要这两股力量相互制衡，人才能健康，你们说这是一种巧合吗？嘿嘿。

话说我们体内的阴阳是不是永远会保持平和的状态呢？营卫经常闹不和我们是知道的，营想外散，卫想内敛，两者经常是打得不可开交的。现在阳气要升腾，阴质要降敛，这也是一对矛与盾的存在，它们会不会也闹不和呢？

答案显而易见，会的。它们会打起来，而且打起来的方式特别干脆，特别男人，所谓一山不容二虎，当它们打起来的时候，强大的那一方会铆足了劲，争取完全吞掉另一方，争取完全占领圆运动整个地盘。

啥意思呢？大家看，正常的时候，左右阴阳两股势力对等，大家各自平分天下，对吧？可要是左边阳火更为强大时，那这个阳火可就不肯平分天下了，它会侵入右边的地盘，灼烧阴水，阳火会一步步蔓延到右降这个半圆，一步步占领阴质降敛的地方，直到把我们人这个太极烧成火球。同样的道理，当右边阴水更为强大时，它也会侵入左边的地方，浇淋阳火，阴寒会一点点弥漫到左升这个半圆，一步步占领阳气升发的地盘，直到把我们人这个太极冻成水球。

简单地说，谁强谁就会要干掉另一方，直到独自占领整个圆运动，占领整个太极为止，是不是很干脆、很直接、很霸道？

当阴阳不平和，有一方开启了"一统江湖"的行动后，那么阴阳各自主导的半圆升降就会陷入失衡，这种失衡会引发种种不和谐的症状，疾病就这样产生了。

所以同志们，疾病的本质其实就是从"天下平分"走向"一家独权"，这其中分成两种情况：一种是阳火旺盛，正在一统江湖之"阳病"；一种是阴水旺盛，将要独霸天下之"阴病"。

话又说回来，它们具体都是怎么一统江湖、独霸天下的呢？来，我们分情况来看，先来看看阳盛之阳病。

阳盛热病——大火烧天难有雨

《四圣心源》云："午半阴生，阴生则降，三阴右降，则为肺金，肺金即心火之清降者也。"

通过前面的学习，我们知道健康状态下，因为火中阴液充盈，上焦的心火如一片湿润的云海一般。这湿润的热雾心火来到满是苍天之气的清金肺脏后，热雾随即受冷，凉聚成津液，只见一丝丝清凉的雨滴就这样从上焦哗啦啦地往下落。所谓水出于高原，这从天而降的雨露可以说是我们人全身津液的源头，它们在胃阴的滋养下，最终会为我们体内这个小天地带来无尽的湿润和温柔。

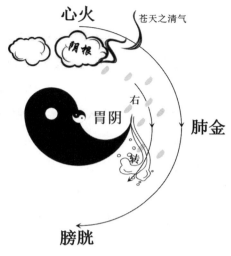

阴根滋息润雨长

　　这就是正常情况下的状态——我们的肺十足清凉，十足强大，把飘升到这儿的心火收敛起来，对它来说就是小菜一碟。心火一来肺脏，就如同走入了巨大的清凉的天池一样，"嗞"的一声，就会被凉降成雨露。

　　不过现在情况开始有点儿不一样了。我们都知道阳性亲上，上焦是阳气最喜欢来的，也是阳气最容易聚集太多的地方。所以当阳多阴少时，体内这多出来的阳火会便会嗖的一下全往上焦烧，接着便都会往肺脏烧来。阳热变得更多，有更多的阳热涌入肺，你们说这会发生什么事情？

　　其实一般情况下，也不会有什么事。我们说肺很清凉，正常情况下能很轻易凉收心火，所以如果只是比往常稍微多了一点点阳热，那肺是完全不会受影响的，其依旧是能将火凉收于下，最终会把这多出来的阳热化为尿液排出，人依旧会重新达到阴阳平和的状态。

大家能明白吧？肺脏的清凉之性是有个承受范围的，只要不超过这个范围，只要不是太夸张，只要不至于破坏了肺气的清凉之性，那肺气都是可以将这些阳火凉化掉的。

所以热衷于养生的朋友们，大伙不用整天东怕狼、西怕虎的，这辣椒也不敢吃，那烧烤也不敢动，啥滋味也不敢入口，所谓小辣醒神，小酒怡情，该吃就得吃，该喝就得喝。放心，这吃出来的"热气"，我们的肺一般都是可以处理掉的。不只是肺，其实我们整个身体都是有一个调节能力的，其是允许我们偶尔放纵的。所以别老活得那么紧张，整天草木皆兵，一不留神吃了点儿所谓的"地沟油"，就担心得要死，本来没什么事的，硬是把自己吓出病来。小水牛不才，坚信一句话——要养生就得忘记养生这件事情——因为"愈看重肉体，愈保不住它啊"（这话出自林语堂先生的著作《老子的智慧》）。

不过可以偶尔放纵，可不等于就能放纵无度。如果人烂醉如泥，酒论斤喝，嗜烟如命，热烟成条抽，那这可就不行了，再健康的人、再健康的肺迟早也会受不了。

如果阳盛阴衰，人体内涌腾而来的阳热太多，多到肺无法承受，多到肺中的清气不仅不能凉收反而被阳火悉数烧成热气，那么原本清凉的肺金天池一下子就会变成满是热烈干燥热气的火山口。

这样一来就不好玩了。此时外界清凉的苍天之气倒还是会一如既往地通过呼吸来到上焦，但以往清气一来，就能将心火冷却为雨露，可是现在不一样了，这肺中的阳火太多太烈，清气来到这儿就像闯入了岩浆中一样，别说冷凝阴水了，就是它自己也一下被加热成一股热流。清气不能凉化火中之阴，阴气不能聚合成水，我们体内这场浪漫的雨也就下不成了。

大家看，肺金不能凉降阳火，反过来被阳火占据，已经从清凉之脏硬生生被烧成热气之脏，这说明了什么？

这说明了阳火已经成功杀到了右边这方世界了，阳火已经敲响了"一统天下"的战鼓了，太极右边那黑鱼的尾巴已经开始着火了……

不过我们不用那么紧张，先来说件有意思的事情。问大家一个问题，阳火现在已经拿下了肺脏，那肺还能不能把阳火收敛下去？

上一论我们说了，心火能够下藏，是因为清凉的肺气能凉降热雾化雨，是这场雨从上飘散而落，将心火给收敛下来的，现在肺气病热，已经不是清凉之性，这雨也下不成了，那心火还能不能往下收藏呢？

你们说能不能？

本来是指望苍天清气来降雨的，现在清气一入马上被热气覆盖掉，天干物燥，天空充斥的全是燥热之气，没有半点儿雨，就这样肺还能降收心火吗？看起来不太可能了，对吧？

但是，同学们，这不可能的事情偏偏还就发生了。心火真的还会降，而且就是这样热气腾腾的样子往下降。很奇怪吧？本来如果是下雨那很好理解，雨唰的一下落下来，落到心火身上，嗞的一声，火就被淋下来，现在没有雨，全是热气，这火不噌噌往上冒就不错了，怎么还会往下走呢？

这就得从呼吸说起了。

我们都知道，只要我们一翘鼻子，肚子用力一吸，外界的空气就会嗖的一下被吸进体内。那大家可知道，这个吸气的过程具体是怎么样的吗？

是这样的，人在吸气时，会同时收缩肋间肌和膈肌，令肋骨向上运动、膈顶部向下降，从而使胸腔和肺扩大。这样便使得外界的气压要高于肺部的气压，因为这个气压差便产生了一股从外到里、从上至下的吸引力。

是不是有点太专业了？嘿，这似乎是中学时代的知识，你们是不是把这些书本上的知识全留在了班上某个姑娘那儿？

好吧，其实咱也不用管什么膈肌、收缩、气压差，只要知道一点，那就是人在吸气时会产生一股"从外往里吸"的力量。大家现在可以试一下，气沉丹田地深吸一口气，是不是能感觉到有股力量从外直吸于下？其实每次吸气时都是会产生这股力量的。

正是因为这股吸力的存在，我们的肺在吸气时，就仿似一台纯天然的"吸尘器"。这台吸尘器一开动，口鼻附近的空气就会

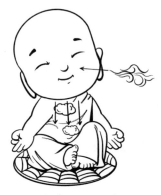

一股吸力，敛降而下

像孙猴子被收入黄眉怪的后天人种袋一样，一下子就被吸入体内。吸气时，肺就只管用力吸，它是逮见什么就往里吸什么，若附近是纯净的苍天清气，它就吸清气，要是外界是污浊的空气，什么细菌、真菌、尼古丁，那也是来者不拒。许多流行性疾病就是这样传播起来的。

不过这不是重点，小水牛想跟大家说的是，人吸气时产生这股如吸尘器一般的吸力，不仅能将外界空气吸入体内，而且还能将上焦之气压入里，也不管上焦之气是何种状态的气。

若天之清气入于上焦后，闪电划破长空，心火云雾化成万缕雨丝而落，那是最好的，肺这股肃敛之力跟着雨露向下走就是了，不必费劲。但如果天干物燥，上焦全是燥热之火，那肺吸气时产生的这股肃敛之力一样会强行将它们敛降下来，就像赶羊群一样将心火赶下来。

这就是云不化雨，火辣辣的心火一样会右降的原因，一切都有赖于吸气时产生的这股肃降之力。大家能明白吧？肺的这股肃降之力会强行把心火给从上往下压，所以即便热雾不化雨，依旧是能被强压往下走的。

说到这，我想先岔开一下思路，跟大家聊聊呼吸的问题。首先我要跟大家道个歉，上一论小水牛说人这辈子最重要的事情是吃饭，对不起，最重要的事情其实应该是呼吸。我们都知道，吃饭虽然很重要，但少一顿半顿还没什么问题，可是呼吸就不同了，人一停止呼吸就是要命的，停一两分钟就得去孟婆那喝汤了。不呼吸就会死，这事我相信大家都能深刻了解，那大家有没有想过为什么人一定要呼吸，不呼吸马上就会死呢？

其实答案这两天我们一直在说，这就与敛收心火有关系。不管上焦是啥情况，心火要敛收，人就得吸气。不吸气，就没有清凉苍天之气可以化云雨，也没有肃降之力可以强行敛收，人体内的阳气会只升不降，全憋在上焦，这就是憋气时人会憋得面红耳赤的原因。如果人始终没法吸气，那么心火右降这个过程就会完全停止，阳气一直左升不降，等肾中阳根完全升散出来后，这人就会阳脱而死。而肾中的阳气从满盈到完全散完，整个过程就是那么一两分钟的事情。这就是人不吸气很快就会死的原因。

大家可能想说，小水牛，人不吸气会死是因为不能降收心火，以续阳根，这我们都能理解。可是人不呼气，也会憋得难受，也会憋死过去，这又是为什么呢？

哈哈，这个问题很有意思，答案也很简单。呼气的作用其实是为了再次吸气，人不呼气那就没法吸气呀，人的体腔就那么大，吸了气不再呼气，就没有空间可以再吸气，这没法吸气，上焦心火就又不能降，这人还是得走。

所以同学们，呼吸很重要，大家一定要注意呼吸的健康。我们倒不至于不呼吸，可是同学们，我们现在的呼吸质量不容乐观，我们现在吸进体内的空气变得越来越糟糕了，原本纯净的清气，里面被掺杂了好多肮脏的东西，有废气啦，有颗粒啦，甚至还有毒气啦。最近我们刚刚经历了恐怖的瘟疫，那瘟疫病毒可以通过空气传播，我们所有人出门都要全副武装，都不敢深呼吸，就怕把病毒给吸进来。同学们，如果有朝一日，空气在我们的污染下，从纯净的清气变得完全污浊，完全不能吸入，一吸入就会像吸入瘟疫病毒一样，让我们迅速死去，这得多恐怖呀！大家想想，到了那个时候我们会不会后悔制造了工业废气、汽车尾气、原子弹核污染？我们会不会宁愿放弃这些东西，就为了能够像原来那样，自由、安全、放心地大口大口地呼吸？

我想，这是一道再简单不过的选择题了，之前我们放弃所有的工作、所有的活动，甚至还放下了友情、亲情，只为了待在家里躲空气中的病毒就是最明了的答案。可是人现在好像还是好了伤疤忘了疼，昨天北京的空气又是重度污染……

算了，言归正传吧。

虽然燥热的心火，不能化成雨露降下，但还是会被肺的肃降之力强行压制下来，就这样燥热的阳火从上焦而降，依然顺着右降之路，途经肺脏来到了胃腑。看着这么一大团如火般燥热的心火涌来，胃腑有何感想呢？

要是我，我会很难受，我最怕热。小时候我就很不喜欢夏天。烈日如魔鬼一样灼烤着整个大地，屋子外的世界就像人间炼狱一样，认真地瞧都能看到从地里冒出的热气。出去走几步，皮肤马上会感觉到辣疼，好像太阳就住在隔壁一样。屋子里的世界也不好受，四面墙被晒得如火炕一样，家里那时没有空调，只有一部转起来嘎嘎作响的电风扇，人在里面那跟挂在炉子里的烤猪没有什么区别，别提有多遭罪了。最要命的是，夏季的白天还那么的长。

因为不愿晚上在又热又燥的屋里翻来覆去睡不着，一到傍晚太阳下山时，我就会从井里打上一桶桶冰凉冰凉的井水，然后将整个院子冲刷个遍。冰凉的井水会带着弥漫在地面上的热气，渗透于地底下，因而到了夜里院子便有了难得的凉爽。在这样难得凉爽的院子里，抬头看看皎洁的月儿，低头吃着冰镇的西瓜，日子倒也不算糟糕。

话说回来，胃腑似乎跟我一样，也很怕热，当心火被敛压至胃土时，它马上就会开始降温除热的工作。有意思的是，其降温的方法和小水牛的正好是一样的，也是不断往地上浇水。

《四圣心源》曰："五谷香甘，以养脾胃，土气充盈，分输四子。己土左旋，谷气归于心肺；戊土右转，谷精归于肾肝。"我们说过，人每天所食的五谷食物，经过磨化后，其上奉的精华会分为两部分，一部分是左归心肺的阳热的谷气，另一部分呢，就是如冰水般清凉的谷精。而这个谷精会右转来到戊土（胃土），化为润土的胃阴。

因而当燥烈的心火一窝蜂地来到胃土后，胃腑就会从谷精那舀来一瓢瓢的冰水（胃阴），然后往下浇。一些热气就这样被胃阴收敛于里，然后一块儿滑落于膀胱。

大家注意一下，虽然上焦阳盛而热，但因为有肺的肃降和胃阴的右藏，一些心火还是可以降收到下焦，最终进入肾中以养阳根的。在这里，胃阴的作用是至为关键的，如果没有胃阴，火强行来到中焦后无阴可收，就会戛然而止，不再往下走。这样一来，阳气就不归根，阳根就会断绝，我们也就离死不远了，所以胃阴是很宝贵的。

可惜的是，单凭这一瓢瓢的胃阴，并不能够将所有的阳火都给清降掉，让整个天地恢复清凉爽快。

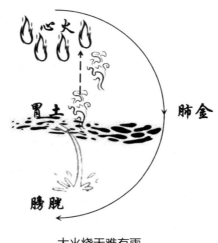

大火烧天难有雨

这热辣的阳火原本是需要一场雨才能清降的，现在就只有几瓢胃阴，哪够啊？所以胃阴只能敛降一部分阳气，带它们归根复命，不至于断了肾水中的阳根。那么余下的阳火怎么办呢？

忍你们好久了，又是强行把我压下来，又是拿水浇我，整了半天还是不能完全收拾我，那可就别怪我不客气了。就这样，那些弥漫在胃土上没有被胃阴降收掉的阳火，开始放肆地"纵火烧屋"，没多大功夫就把胃土烧成冒着热气的燥土。

我们知道脾土正常情况下就全是燥热的脾阳，现在胃土被阳火这么一烧，也成了阳热的燥土，所以这个时候脾胃二土皆燥，黄老师说的"火盛则土燥"就是这种情形。

不过在这烧火烤土可不是阳气最想干的，在炎升本性的引导下，胃中的阳火接着会泄露而上，像冲天猴一样蹭的一下子就往上腾，正如《四圣心源》所云："胃土不降，金水失收藏之政，君相二火泄露而升炎。"

右边胃火噌噌往上腾，左边肝脾之阳却还是一样，依旧按部就班地往上升。这下就热闹了，阳气升得很多却降不过来，只见上焦的阳气越聚越多，火越来越旺，不一会儿，熊熊大火就把天烧得通红……

到这里，这个阳盛火热之病就彻底形成了。形成的原因并不复杂，就是上焦阳气太多了，多到肺胃不能完全敛收，以致阳热上燔，大火烧天。

因为肺胃不能完全敛收，所以阳火正式大量登陆肺中，阳火越聚越多，聚到肺装不下，就会被迫往下蔓延，一点点蔓延至胃、膀胱，直到整个右降半圆都充满阳火，变成一片火海……

从结果看，阳火"霸占"整个圆运动的过程很简单，就是从霸占肺开始，一点点积累而下，直到整个太极烧成火球为止。在这个过程中，肺胃会冒着火热，坚持行使收敛之令，尽量把阳气抢收归于下。但是同学们，肺胃这个右降敛阳机制并不是可以始终坚持工作的——等到阳火完全霸占了整个右圆，把肺、胃、膀胱的津液都烧干，那么到时就无阴可敛阳，整个右降机制便会完全崩塌，阳只升不降，悉数外脱而尽，这人就差不多走到尽头了。

所以大伙儿现在要眼睁睁地看着荧荧小苗烧成燎原大火，要看着右降敛阳机制一点点走向奔溃吗？

千万别，火得趁小灭，病得趁轻治，等火大了、病重了，到时可不一定有办法治了。

所以今天，我们就先来说一下，这阳盛热病在萌芽阶段的治疗方法。首先我们来看看这病在萌芽阶段会有啥症状？

阳盛阴衰导致的结果其实就是火旺土燥，使得肺胃不能完全行使收敛之政，而让阳火上逆。这没被肺金、胃阴敛收下去的阳火，别提有多高兴了，它们顺着阳升本性就上燔到上焦，此时的它们就像一群破笼而出的困兽一样，咬着牙，红着眼，拔出刀挥向了津液。就这样，旺炎的阳火在上焦发了疯地灼烧津液，只要是在上焦的津液，统统会受灼烤，烤得人口渴舌燥、鼻干目赤。

除了灼烧津液外，在上焦越聚越多，最终无路可走的阳气，会出现一个疯狂的举动，那就是一哄而出，蒸腾着津液，推开孔窍，通过皮毛就直往外冒，只见人体表发热而大汗淋漓。

问大家一个问题，这里因为阳热外散，人会流汗、发热，我们知道桂枝汤证也有流汗、发热，那么阳盛之证容不容易被误诊为桂枝汤证呢？

太容易了。尤其是遇到那些将《伤寒》经文背得滚瓜烂熟、却从不加以思考的所谓医者。病人一来，体温计一量，39℃，问一句有没有流汗？有，医生，我有流汗，而且特别热……

好啦，好啦，我明白了，你不用说话了。《伤寒论》第95条："太阳病，发热汗出者，此为营弱卫强，故使汗出。欲救邪风者，桂枝汤主之。"很显然，你就是发热汗出，营弱卫强，一剂桂枝汤就能解决你的问题。来，把药拿去，记得喝完药后，一定要"须臾啜热稀粥一升余，以助药力，温覆令一时许"。

哇，虽然一句听不懂，但这医生肯定特别有水平，连第几条都记得住（说实话，小水牛真记不住），还没有水平呀？就这样，病人带着对医者的崇拜，满怀信心地喝下了桂枝汤。

阳盛内热的人喝了这桂枝汤会怎么样呢？同学们，那就很不好玩了。人体内本就是热火朝天，不施以清凉降火之法也就算了，还往里扔辛温大热的桂枝和生姜，这不是无异于往火场丢炸弹吗？因而人喝了桂枝汤后，体内阳火剧烈增加，人会马上暴热起来，体内的气血沸腾至表，体温飙升，人止不住地流汗。如果病人还真的"须臾啜热稀粥一升余，以助药力，温覆令一时许"，把桂枝汤证那套后续发汗的动作一个不落完成，那后果就更不敢想了。人最严重可能会热得"七窍流血"，甚至直接热得昏迷过去。原本只是有点儿内热，桂枝汤下去后，人躺在了急救病床上。

所以，大伙千万不要小瞧了庸医，尤其是那些满口之乎者也、自许天下无双的庸医，那些人杀人的威力，几辆坦克可能都撵不上。而大家也要引以为戒，漫无目的地背症状、背条文是没有用的。首先这太枯燥了，背着背着把人的灵性都给背没了；再者这一点儿用也没有，别看背得滚瓜烂熟，考试都能得高分，但真正上了战场，一个普通内热可能都治不好。

大家可能想说，小水牛，我们不会这么傻，知道他是内热之人肯定不会用辛热的桂枝汤，可是同样有流汗、发热，我怎么知道这人是内热还是外感伤风呀？

这个问题问得很好，很多人就是因为没有找到这个问题的答案，才出现误治的。同样有流汗、发热，到底怎么区分这人是内热还是太阳中风证呢？

其实你们知道吗？虽然同有汗出和发热，但这两种病人的汗出和发热是有区别的。

我们说过，桂枝汤证本质是体内营卫不和。卫气将营血关在里，受到郁迫的营血在内不断蓄积能量，此时人逐渐热了起来，不过此时并没有汗。等到热不可遏时，营血就会挣脱卫气外散，此时见人汗出，不过营热随汗而散，人体温会降低。所以桂枝汤证的发热和汗出是交替进行的，而且两者都会让人有一种不是很畅快的感觉。啥意思呢？就是这人发热是一下子热，一下又不热，不能很痛快地一直热。流汗也是，一下有一下没有，并不能顺畅地一直流。

而今天说的这个火旺阳盛之证就没有这么复杂啦。其发热和汗出皆因邪热蒸腾外散所致，而人体内邪热会一直外散，所以这人会一直发热，汗也会无拘无束地外流。

所以阳盛之热与汗有一股舍我其谁之势，而桂枝汤证之热与汗则呈扭扭捏捏之态。

小水牛，这未免有点太难了吧，我们哪里体会得出什么"舍我其谁之势"，能确切摸出发热和汗出，心里就已经偷笑了。

说实话，这确实需要一定的功力。不过小水牛这还有一招，只需要用这一招就可以马上辨别桂枝汤证和内热证，执行起来特别简单，可以说不费吹灰之力，而且屡试不爽。你们想不想知道是什么招？

告诉你们也无妨，反正这招也是小水牛盗来的，盗谁的？盗的是清代名医、温病学派的宗师吴鞠通先生是也。吴鞠通老师当年也曾因为这个问题苦思冥想了一番，后来他天才地发现，不用整那么复杂，啥发热、汗出的，只要盯着一个点就行，什么点呢？

这个点就是恶风。

我们知道桂枝汤证之营卫不和就是由风邪一手造成的，若风邪再次来袭，那么营热外郁的情况就会加剧，各种痛苦随之越发严重，所以人特别怕风。

纯粹火旺内热之人，就没有这个问题了。火热从里蒸迫津液外出，汗一发不可收拾得流，此时体表营卫皆散，根本不存在和不和之说，此时人就像一个"喷火"的怪兽一样，无所畏惧，根本不会怕什么风寒。用吴鞠通老师的话说，就是"但热不恶寒（风）"。

所以当病人既发热又有汗时，我们只需要问他怕不怕风，然后顺势往他脖子吹点儿风。如果他马上一缩脖子，连声答道，怕，怕，怕，那么这人十有八九就是伤了风。如果他没有一点儿应急反应，也确实承认不怕风，再加上一副面红耳赤、眼里有火、口渴难耐的样子，那这内热之象就全了。

我们继续，因为旺盛的阳火灼烧津液，并带着津液外散而出，所以人口渴、发热、大汗。除此之外，因为阳热外散浮动，因而脉象会呈现洪大浮泄之象，给人的感觉就像有一大股力量在闹腾，在往外泄。

旺盛的阳火耗伤津液，故人口渴；内热逼迫津液外散，故人"气势汹汹"地发热、流汗；阳热外散而动，故人脉浮洪。

病人的体内此时就像那六月的盛夏一样，热气熏天，天干物燥，阳气聚拢在上焦，冒腾在外，人整个身子像冒着热气一样，苦不堪言，怎么办呢？

这让小水牛一下就想到了，我很喜欢的，喜欢到总搂着一块儿睡觉的国学经典著作《幽梦影》里的一句话："夏雨如赦书。"鬼才大师张潮，也就是这书的作者，认为酷夏的及时雨就像是老天爷给人间颁布的一则赦书。第一次看到这句话，我就觉得这个比喻实在贴切。备受长夏酷暑百般煎熬的人们，不管是看着地里庄稼发愁的农夫，还是用尽办法也没法让孩童凉快安静的妇人，终于盼来一场倾盆大雨时，都会止不住长吁一口气，心里一下子豁然开朗，像得到了解救，对着雨傻笑。这谁说不是刚刚被特赦的"犯人"呢？

现在病人的体内也备受"夏热"的煎熬，如果这个时候能引一场大雨到肺中，那就太棒了。凉凉的雨水从肺浇落，马上可以浇去"霸占"在右降之路的所有邪热，这雨露又可以补充缺失掉的阴液，让肺胃重得清凉，重新顺利收敛阳火。肺胃顺敛，阳火得收，如此人也会像得了"赦令"一样，顿时解除所有的苦热和难受。

一场雨能带走苦热，这好理解。问题是，去哪儿弄这雨来呢？

是呀，雨从哪儿来？我们知道，造成如今上焦大热的情况，就是因为肺金不能降化为雨露，就是因为我们人体上焦这场雨下不成，现在去哪儿找雨呀？

天不下雨，没有关系，娘也要嫁人，且看我们仲景老师如何人工造雨！

白虎汤

石膏一斤　知母六两　甘草二两，炙　粳米六合

上四味，以水一斗，煮米熟，汤成去滓，温服一升，日三服。

石膏清金退热，知母润燥泻火，甘草、粳米补中化气、生津解渴。

"人工造雨"这个词听倒是听了很多次，可到现在小水牛也没有正儿八经瞧见过一场人工雨，当然也可能见过，但因为分不清楚而错过了。连人工雨都没见过，当然我就更不知道到底是怎么个人工造雨法。

说来就是这么惭愧，生活在 2000 年前的仲景老师深谙此道，而且还易如反掌，不必用什么机器，也不必费什么人工，他只往空中撒了几味药，只见天空顿时狂风呼啸，乌云密布，不一会儿，雨就哗啦啦下了。是不是很厉害？你们猜，他撒的这几味药是什么？

第一味，知母。知母禀天地至阴之气，味苦气寒，最擅滋补金水之阴。满身至阴之气的知母被食入体内后，随即飘到上焦，聚在一块儿化成一大团充满水汽的云雾，乌云首先就出现了。大家可以想象一下这个过程，知母吃进肚子后，通过运化，会飘到上焦，成了一大团湿润、清凉的云雾。

第二味，石膏。石膏质刚主降，备中土生金之体，性味大寒。

当石膏通过脾胃运化后，其辛寒之气就成了一阵非常寒冷、湿润的寒风，直刮到上焦。石膏这寒风来到肺中，便吹进了知母这朵大云，只见云里的水汽迅速聚拢凝结成雨滴，乌云散落，雨就这么下了起来。

润燥泻火的知母滋阴成云，清金退热的石膏寒水化雨，两者同心协力，就在我们的体内造了这么一场冰凉无比的雨。

好玩的事情来了，我们一开始的目的就是想要一场雨，现在石膏和知母在一起鼓捣了一下，就把雨给下了，那这白虎汤余下的两味药是来干吗的？这炙甘草和粳米还有啥意义，这不是多余的吗？

不要急，我们先按照惯例介绍下这两药的药性。

炙甘草，甘温培土而补虚；粳米，和中益气而生津。这两者合一块，有温中益气之功。啥叫温中益气呢？简单点说，炙甘草和粳米在一块儿，可以温暖中土，增益阳气。

看了这介绍，是不是觉得更奇怪了？如果炙甘草和粳米是多余的，纯粹就是用来凑数的，那多少还可以理解，因为现在很多人就老干这种事情，不管开什么方，都喜欢在后面加点儿像红枣、党参、甘草这类连他自己可能都不知用来干啥的药，所以见怪不怪。但一看炙甘草和粳米在这就不是多余的，更像是来捣乱的。我们都知道，病人现在是阳热熏天，不清热也就算了，还增益阳气，增个啥阳气，还嫌不够热吗？这仲景老师是什么意思呀？

你们说，这仲景老师到底是要干啥？

说出来可能会吓大家一跳。不，我想起码会吓两跳。你们知道为什么仲景在这会用温热助阳的甘草和粳米吗？大家注意了，因为他老人家发现温热助阳的炙甘草和粳米，在这能够帮助知母、石膏清热散火，能够增加清热的效果。

是不是吓了两跳？温热助阳的药可以助清热，增加清热效果？这也太夸张了吧，超出常理的夸张呀！

说实话，是挺夸张的。可是仲景老师这个天才而夸张的设计，通过临床的验证却是完全正确的。在临床上，人们在用白虎汤时，发现如果不用炙甘草和粳米，只下知母、石膏，清热效果就很一般，可是再往里投一点儿炙甘草和粳米，清热效果马上显著加强，效果是肉眼可见的好。

怎么样？就是事实摆在眼前，还是不敢相信，对吧？热药可助清热？生个火堆反而能让屋子变得更凉爽？这未免太夸张了吧？

有没有同学想知道为什么？

没有？好，那咱就不讲了。

哈哈。其实事情说来也没那么夸张，不仅是炙甘草、粳米在这可以助清热，换其他温热之药同样有这个作用（只要不要太热）。这些热药在这里之所以有助于清热泻火，其实与知母、石膏等这些寒凉药的一个共同缺陷有关。

我们都知道，热气上火是一件很容易发生的事情，阳气本性炎升，只要人熬夜不睡觉，多吃几根羊肉串，伤了津液，助长了火气，使得心火不能顺降，反蹭蹭逆腾而上，上焦就会病热。

可你们知道吗？上火很容易，要很好地清火其实没那么简单。

我们都知道，清热散火自然要用上知母、石膏这样的滋阴寒凉之药，热者寒之，阳者阴之嘛。可是阴性重浊，所有阴寒之品都有一个毛病，那就是太容易顺着阴沉之性往下跑。什么意思呢？就拿石膏和知母来说吧。我们说它们一个滋阴成云，一个寒水化雨，对吧？这两者入人体内后，很容易就会化成一场雨，这雨也马上就会哗啦啦地下来。这就有个问题，下得太快、太容易了，因此知母、石膏往往还没等寒凉的药性在上焦彻底发挥作用，就全跑到下面去了，这样一来，清热的效果就不是很好。大伙能明白我说的意思吗？简单地说，这寒凉的药，因为阴性重浊，很容易就会跑到下焦去，这样就不能好好地在上焦清热。这就是纯用知母、石膏等寒凉药，清热效果未必很好的原因。

现在加入了温热助阳的甘草、粳米，寒凉药这个喜欢下跑的缺陷便可以得到很大的弥补。大家看，你知母、石膏是阴性沉降的，只喜欢往下沉，不喜欢往上走，对吧？可粳米、炙甘草是温热的，是阳性喜升的呀。因此，当甘草、粳米与知母、石膏一同进入人体后，就会发挥它们的阳升之性协助（也可以叫胁迫）知母、石膏升散到上焦。雨水老降得太快，温热阳升的粳米和甘草就起一个"扬雨"的作用，他们就像一个大勺子一样，会把要降下来的雨，直接又给泼到上面去。这样便可以使知母、石膏这寒凉的雨露尽量多待在上焦，这样上焦的阳火就可以充分得到清解，整剂药的清热效果别提有多好了。这就是粳米、炙甘草在这能增加清热之功的原因。

大家记住了，治疗阳盛上热病人，当然不可以单纯用温热助阳的药，那是火上浇油，会要命的，可是用寒凉药物治疗时，就可以加点温热药，因为温热药会发挥阳升之性，将寒凉阴药尽量升到上焦，尽量送到最需要清热的上焦，从而使清热效果更好。这是一个充满智慧的知识点，希望大家能够彻底拿下来，收纳为以后行医路上的主要法宝之一，因为这很实用，而且用的机会也很多。要知道张景岳老师那两句震古烁今的名言之中的一句——"阴得阳升而泉源不竭"，说的其实就是这么一回事。

好啦。

知母滋阴成云，石膏寒水化雨，粳米、甘草温中"扬雨"，四者合力造就了一场"操万全之术的雨"。只见白虎汤一用，一场从天际开始、冰凉滋润的雨就这样下了起来。

凉雨洒落——霸占在右降之路上的所有躁动异常的邪火统统被洗刷于下，肺脏、胃腑一下就爽朗了起来。阳火被清降于下，不再浮散于外，所以人的体热消退下去，汗也不流了。雨润万物，大地重回湿润，口渴舌燥、鼻干目赤的问题也都随之而去了。一场大雨，挥去了人所有的不适，带来了解脱、快乐和健康。

雨过天晴——肺中所有邪火被清散完全后，人像被囚禁很久终得释放一样，全身释然，深深地吸起一口气，只见一丝凉风闯了进来，不一会儿肺脏就重新变成清凉的天池。这时只见一丝丝经雨水洗涤后、湿润清温的嫩阳从肾水往上升腾，温热、湿润却带着一点儿温柔的它们来到上焦，进入肺后，一下就被新凉的肺气收敛于下，我们体内那场浪漫的自然雨又一次悄然而至，津液洒落，心火右降，肺胃顺收，阴降之道又重新被凉阴所引领，一切又都回到了正常的轨道上。

说完大火烧天的阳盛热病的论治，我们下面再来看看阴盛阳衰的情况。

阴盛寒病——水寒土湿急春来

《四圣心源》云："阳盛于上而生于下，水中之气，是曰阳根。阳气长养，爰生木火。"

通过上一论，我们也看到了，健康状态下，水中阳气根深温旺，下焦肾水在阳根的温煦下，俨然是一大锅快要沸腾的温泉，只见一个个水泡咕噜咕噜地翻滚，一缕缕热气争先恐后地往上冒腾。这些从地而升的水中热气可以说是我们人全身阳气的根基，

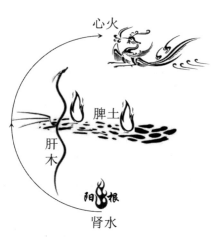

阳根长养满堂春

它们在脾土的温养下，会为我们体内这个小天地带来无限的光明和温暖。

这个阳根有多重要，我们先不说了，来说它最容易出现的一个问题。我们刚刚也说过了，阴性亲下，阴质有事没事就喜欢往下跑，所以阳根所在的下焦就是阴水最喜欢来的，也是阴水最容易聚集太多

的地方。因此，当阴多阳少时，我们体内这多出来的寒冷的阴水便会哗的一下子全流到下焦，浇入肾水中。这一浇，你们说会发生什么事情？

其实一般情况下，也是没什么事情的。道理跟上面说的一样。我们的肾水很温暖，如果只是来了一点点寒水，那是无关紧要的。一滴凉水浇入一大锅热汤里，这汤依旧还是热的。我们肾水这锅热汤里的热阳依旧能将水热蒸于上，最终这多出来的寒水会随一个喷嚏或一点儿汗水外散，人依旧会重新达到阴阳平和的状态。

所以爱美食的女孩和男孩们，我们是可以偶尔来一根雪糕、喝一瓶冰可乐的。是不是特别有意思？哪儿见过中医学者让人可以吃雪糕的？哈哈，怕啥，"人间有味是清欢"。我们不仅要吃，而且还要懂吃。你们知道啥时候吃雪糕最合时宜吗？夏天？不，其实是冬天。寒冷的冬天是比炎热的夏天更适合吃雪糕的。这其中的道理跟"冬吃萝卜夏吃姜"是一样的。

能够偶尔尝点儿冰冷的，可不代表就能过分迷恋寒冷。如果人抱着一大桶雪糕、一大箱冰啤酒当饭吃，从早到晚都躲在空调房里，这就不行了，迟早也是要出问题的。

如果阴盛阳衰，浇落到肾中的寒冷的阴水太多了，超出了肾水的承受范围，那么肾水就会像滚沸的开水突然被浇入一盆冷水一样，肾水中的阳热一下变得萎靡，那些翻滚得正起劲的水泡一下都平息了下来，升腾的热烟也顿时减少，肾水冷却了许多。随着水中的阳火越来越弱，肾水一点点冷却，只见某一个时间点，肾脏这湾泉水的四周边缘开始凝成寒水、结成冰。大伙注意了，因为阳根的萎靡，缺少温煦的肾水会逐渐退去温暖，从边缘开始逐渐凝为寒水、寒冰，一湾热气腾腾的温泉就这样慢慢地变成寒渊、冰窟，就像黄老师说的："阳根败泄，变温泉而为寒冷之渊，化火井而成冰雪之窟。"

大家看，当温暖的肾水开始变成寒渊，这就说明阴水已经成功杀到左边阳升这方世界了，阴水已经敲响了"称霸天下"的号角了，太极左边那白鱼的尾巴已经开始结冰了。

我们都知道，阳火旺盛，肾水无比温暖的时候，肾水会被水中的阳气给蒸腾上去，化成无数的热气往上冒，像是一条孔武有力、神采奕奕的肝木青龙从水中飞出一样。可是现在温泉不是那么热了，肾水甚至成了寒水，请问这样的肾水还会不会化成水蒸气往上升去？

你们说，会还是不会？

看起来不大可能会，对吧？一杯热水，放在桌子上，能明显看到热气冒出。但如果放一段时间，等这杯热水变成凉白开后，就再也看不到水气出来了。肾水变寒冷后，应该也是这样，不会化成水气出来了。

朋友们，事实再一次说明，耳听为虚，眼见的也不一定可靠。啥意思？这么说吧，虽然肉眼看不见，但杯子里的变冷的白开水一样是会变成水蒸气散升的。同样的，肾水变寒冷后，也是一样会变成水气上腾的。为什么会这样呢？

这就要从一个科学名词说起了，什么名词呢？这个名词叫"蒸发"。

所谓的蒸发，就是说在任何温度下，自然界中的水都会发生由液态变成气态的转换。换句话说，在任何温度下，水都是会变成水蒸气的，不管是热水、冷水，还是什么水，都会发生蒸发作用，变成水蒸气上腾。

大家想不想知道，为什么在任何温度下，水都会发生蒸发作用，变成为水蒸气？

在这里对一个物理问题进行刨根问底，我感觉到有点儿受宠若惊，有点儿想笑，也有那么一点儿害怕。虽然这也是我很喜欢的学科，但毕竟不是那么熟悉的领域。幸好，这个问题我还真懂，哈哈。

水在任何温度下都会蒸发成水蒸气的道理，其实很简单，因为在任何温度下，水里面都有能量，用咱中医的术语说，就是水里面都有阳气。这个世界上完全没有一点儿能量、没有一点儿阳气的水，几乎不存在（这涉及一个"绝对零度"的概念）。从微观的角度看，因为水里面有能量，所以水分子都在运动，这其中总有运动剧烈、速度较大的水分子能够飞出液面，脱离束缚而变成汽分子，这些汽分子在宏观上就叫水蒸气。

这就是热水、冷水都会蒸发，都会变成水蒸气的原因。究其原因就是这些水里面都有能量，都有阳气。

热水蒸发的现象，没什么好说的，大伙都看得到。那你们知道吗？其实冷水蒸发的现象，也很常见。大家心情烦躁的时候，不妨跑去江河上面的桥上透气，你们会发现桥上面的空气会格外湿润而清爽，这就是河里冰凉的河水不断气化升到桥上的缘故。

依山靠海的海景房，价格老贵了，但其实并不适宜人长期居住也是因为"冷水蒸发"，冰凉的海水总会蒸发成寒湿之气上腾，然后飘过窗户闯进屋子，从而使得房子总是太过寒湿，人长时间住在这种地方难免就会病阳虚。一杯冷水，放了一夜，杯中的水会明显减少，再放久一点儿，会完全耗干，这也是因为杯中的水会变成水蒸气蒸发掉。

同学们，不仅是冷水，就算是水凝结成了冰，这冰块上的水分子一样会被里面的能量鼓腾为水蒸气，只不过这就不叫蒸发了，而有另外一个名词，叫"升华"。一件冻得硬邦邦的衣服，放在空气中一段时间后，衣服上的冰会消失得无影无踪，衣服会变得干干爽爽，这就是因为衣服上的冰块"升华"成水蒸气，然后散走了。

所以不管是热水、冷水，还是成了冰块，这些"水"都是可以变成水蒸气上腾的。大道相通，我们体内的肾水也是这样。

虽然肾水是因为阳气、热量少了才变成了寒水、严冰，但无论什么时候，就算是人死了，这些寒水里面依久会残留有阳气，而这些严寒的肾水之中的阳气，依然会像往常一样，把阴水给升腾上去，只不过以前是热气上腾，现在成了寒气袭天。

被阳气蒸腾上行的寒水，依然顺着左升之道，途经肝脏来到了脾脏。因为"阳性运而阴性滞"，阴浊的寒湿之气来到脾脏后，并不像以前阳热的蒸气一样会继续升运而上，而是就赖在这儿不走了。透明、阴寒的湿气就这样凝结并附着在脾脏这方土壤的下面，这些湿气就像青苔一样很快爬满了脾脏的下沿，远远望去，脾土下方像被沾了一层凝固的猪油一样。我们知道，胃土本就全是湿凉的胃阴，现在脾土也成了阴寒的湿土，所以这个时候脾胃二土皆湿，黄老师说的"水盛则土湿"，指的就是这种情况。

下焦的寒水现在就像是在完成一项大工程一样，皆络绎不绝地往上赶，来到脾土后就赶紧附着在上面，它们仿佛是在砌一堵墙，一堵很像猪油的墙，一堵似乎要把脾脏和肾脏隔绝开来的墙。它们这么做有什么意义呢？

你们说，这是要干什么？

小水牛想，如果这些寒水会说话的话，它们这个时候一定会这样飞扬跋扈地喊道："愚蠢的人们呀，我们的复仇计划已经完成了，你们还傻傻地站在原地不知道怎么回事，赶紧回家找妈妈吧，要不然等一下天就要黑了……"

复仇计划？天要黑了？

对呀，当初阳火占尽优势，入侵我地盘的时候，又是用大火烧我，又是残忍地逼我离开，现在轮到我阴水赢了，我不得有怨报怨、有仇报仇，好好收拾阳气呀？

阴水大哥，你说得对，君子报仇，一刻也嫌太晚。可也没看你对阳火做了什么呀？怎么就报仇了呀？你该不会是像阿Q一样，用嘴上报仇法吧？

嘿，好小子，睁大你的眼睛，看看下边是谁来了？

下边是谁？

大伙真的要睁大眼，只见一缕缕不算太强却仍是温暖（注意是温暖，不是寒冷）的热气，连绵不断地从下边的肾脏出来，就像那阳热的炊烟一样，正往脾土这儿升。

是不是很诧异，不是说肾脏成了寒渊吗？怎么还有热气？哪来的热气？

同学们，这是一个重点，也是一个比较难弄清楚的点，肾脏成了寒渊，为什么还有热气冒出？

其实原因就在于肾脏并不是整个都变成了寒渊！

大家刚刚有没有注意到，小水牛在说水中阳根萎靡时，是说肾水会逐渐退去温暖，从边缘开始逐渐凝为寒水、寒冰。我不是说阳根萎靡时，肾水会一下全部变成寒水。什么意思呢？

就是说，随着水中阳气的虚衰，肾水是从四周边缘往里开始化寒结冰的，在这个过程中，没有结冰的湖里仍然会是温暖的泉水。大家有没有看过消失在沙漠中的绿洲？一开始是整个一大片绿洲，因为各种原因，绿洲的边缘开始沙漠化，只见绿洲的面积不断往里缩小，不断缩小，最后剩下一小块，最后的最后绿洲完全消失，取而代之成了一大片沙漠。我们体内那温暖的肾水变冷的过程也是这样子，一开始四周边缘的暖水变成冷水，里面还是冒着热气的温泉，随着阳气的衰减，温泉的面积也是慢慢往里缩减，减着减着，减到最后，就完全变成一方毫无生机的死水。

肾水完全成了一摊寒水，这一般不会发生，一旦发生了，那就是到了我们要和这个世界说拜拜的时候了。下焦完全没有热阳，那谷物就得不到磨化，就不能化生新阳气，上焦那点儿心火就会后继无"阳"，这点儿心火用完了，这人也就拉倒了。（同学们，虽然我们说了无论如何，寒水里面也会残留阳气，可那些阳气不是热阳，最终只会带着寒水凝结在湿土里，除此之外一点儿用也没有，要不然咱就没有死亡这回事了。我们活着是必须要依赖热阳的。）

大家现在是不是很想知道，为什么肾水在阳根萎靡的情况下，不是一下子全变成寒水，而是现在这个样子，从外到里一点点变寒？

之所以会这样子，其实与肾脏中阳气独特的分布情况有关系。

《素灵微蕴》说："相火下蛰则水温。"我们知道，肾水之所以会温暖，是因为有膀胱下蛰而来的阳火来温煦。那大家知不知道，这些从上焦下藏到下焦的阳火，具体是怎么温暖肾水的吗？

从上焦下潜的阳气，最终会通过聚集的膀胱之里，然后通过足少阴肾经这条经，首先落到肾脏的中心位置，然后阳气就从中心位置一点点向四周散去。肾脏中心俨然就成了一个能量发散球，上焦心火源源不断地下潜到肾水中心，然后再从这个中心源源不断地辐散出去。问大家一个问题，阳气是从中心辐散到四周的，那么肾脏中哪里阳气最多，哪里最热？

答案很明显，下藏的阳气全都先来到肾脏中心，这个中心都成了一个"能量发散球"，当然就是这个位置阳气最多、最热。我们老说"离中空、坎中实"，这个坎水之中的"实"除了指膀胱壬水的中心外，也指的肾癸水中心这个阳热发散球。

整个肾脏的阳气（热量）都从这个能量发散中心向四周辐射而出。如果下潜的阳火足够旺盛，这个能量发散中心足够热，那么强大的阳火就会从中心一路辐射到四周，让整湾肾水都温煦成热气腾腾的温泉。如果下潜的阳气不够旺盛，这个能量发散中心不够热，这些不够强大的阳火不能温煦整个肾脏，这时远离中心，处在边缘地带的肾水就会开始变成寒水。

大家能不能理解这个思维？大家可以这么想，肾水中心就是有一颗能量发散球，或者叫加热球。这个球很热，它就能把所有水都加热成热水；如果不够热，那么这个球就只能温暖附近的水，远的则温暖不到。大概就是这么个意思。

所以同学们，当阳根萎靡，肾水中心不够热时，我们体内边缘的肾水会变成寒水，但在中心靠近阳根的水还会是温暖的。所以大家记住了，虽然黄元御老师说阳衰病人时，总说水寒土湿、阳衰水寒的，但这个水寒并不是指全部水都寒，人下焦这个时候其实是同时有着寒冰和热水的，这时的肾脏其实就跟四川海螺沟温泉一样，是一湾枕着冰川的温泉。

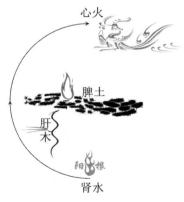

水寒土湿急春

弄明白这一点后，下面的事情就简单了。

虽然温泉变小了，变得没那么热了，但这温泉里的热阳，可不管那么多，阳性喜升，它还是像以前一样，蒸腾着肾水就往上走，像一条透着热气的青龙一样，一下就从水面跃了出来。虽然没有以前那么有精神、那么有活力，但这肾中的热阳还是带着一股充满生命力的兴奋劲儿，从下焦直往上飞。我们知道，以前肾阳只要从水中升腾而上，接着就来到脾土，然后磨谷化气，最后就是一飞冲天化成心火，整个过程可谓是一帆风顺、一气呵成。但现在热阳才刚升到脾土，就遇到了困难。

我们说了肾水现在可不再是一湾完全温热的热泉，边缘四周已经化成寒水了。我们也说了，这寒水也是能蒸发上行，会像修筑城墙一样凝结在脾土下方，对吧？那么寒湿修筑的这堵墙会不会将肾中的热阳挡在下面，不让它们升上去呢？

太会了。喜欢种花的朋友都知道，如果浇花的时候浇太多水，又刚好碰到天气冷，那过了一个晚上，你会发现这些水会把原来蓬松的土全凝结成一团非常黏稠的土块。这黏稠的土透气性非常差，水从那上面浇下淋不到根，根下面产生的热量也无法穿透到上面。这就是种花要勤松土的原因，为的就是防止土壤湿结，导致无法透水、透气。

同样的道理，我们肾中的寒水凝结在脾土下方时，也会把这下方的土变得很湿黏、很稠密。当水中的肾阳来到脾土跟前时，出现在眼前的就是这方稠密得像堵墙的湿土，热阳一下就给这堵墙挡住了去路。

同学们，这就是寒水口中的"复仇计划"。它们凝结在脾土里，会挡住热阳的去路，不让它们顺利上升。大家可别小看了这个湿气、这个郁挡的作用。当寒湿很重，重到一定程度时，它们是能把整个脾土封得密密实实，不让一点儿热阳透过的。到了那个时候，这湿气可是会要人命的。

本来热阳就没有以前那么多，现在来到中焦，又被湿土给挡住了一些（用《四圣心源》里的话说就是"水寒则生气不旺，而湿土郁陷，又复遏其发育之机"），这样最后能够突破重围、成功破土而上的阳气就少之又少了。

破土而出的热阳少了很多，脾土的阳火一下变得衰弱了，脾土运化谷物的能力也马上跟着衰退。

原本两碗大米饭下来，炽热的脾阳嗖的一下就可以把他们磨化、分解成精微物质，然后就跟着大量运化释放出来的谷阳，一块儿风风火火地冲上云霄。现在人才咽了几口菜，虚弱的脾阳就干不动了，脾阳不能迅速把食物消磨掉，那食物反过来就像一座座大山一样，从天而降，压了下来。虚弱的脾阳埋在这堆大山里磨化了半天，才见一缕小小的谷气破壳而出，就这样虚弱的脾阳和同样弱小的谷阳合在一起，成了一团不温不火的阳雾，只见这阳雾三三两两升到心脏，化成了心火。

肾阳萎靡，脾阳不振，由这两者合股生成的心火不再像以前那样神采奕奕、霸气横天、威风八面了。如果说以前的心火辣得像正午的骄阳，那现在的心火就是傍晚的夕阳，虽然还是温暖阳热的，但已一脸颓败、将要坠落之象。

到这里，阴盛阳衰的水寒土湿之证就算真正形成了。形成的原因细讲起来，老实说需要花点儿时间，但整体来看也不复杂，就是下焦的阳火太少了，少到阴水上泛，寒湿横中，最终导致能够彻底上腾的热阳寥若晨星，少得可怜。

因为心火萎靡，用都不一定够用，所以经肺胃藏收的剩余的阳火就越来越少，如此肾中阳根便越来越虚弱，肾水便越来越寒冷。这样一来，寒水便一点点侵蚀肾脏，再一点点上凌脾土，直到整个左升半圆都充满寒水，变成一方冰地。

从结果看，阴水"统治"整个圆运动的过程跟阳火是相反的，阳火是从肺、胃到膀胱，从上往下的，而阴水则是从下往上，从肾、脾土到心脏。

当然我们也不能眼睁睁地看着阴水大肆入侵，如果等到寒水都把脾肾冰封住了，不让一丝阳气从下焦透出头来，那么到时就无阳可升阴，整个左升机制便会完全崩溃，心火得不到任何阳气的注入。待人把眼睛一闭，那就是永恒的黑夜。

朋友们，大家看，无论哪一方，无论阴还是阳，只要有一方彻底毁灭了另一方，成功拿下了宝座，那么当它们庆祝胜利的那一刻，就是我们该迎接死亡的时候。一家独大，注定毁灭，只因为"孤阴不生，独阳不长"。

此外，这病越拖都是越难治的，拖到最后也都只有一个结果，那就是想治都无从下手。所以今天，我们就先来说一下，这阴盛寒病在萌芽阶段的治疗方法。首先，我们来看看这病在一开始会有什么症状？

阴盛阳衰导致的结果其实就是水寒土湿，使得上腾的心火不够强大，骄阳快成了夕阳，所以许多症状都起于这心火不足。

上一论我们说了，上焦的心火，可是身体各项功能的能量源泉，它得从心脏宣发至全身，给眼啊、鼻啊、四肢等所有器官注入能量，让它们运转起来。当能量源泉充足，阳火旺盛不绝的时候，心脏就像一个家财万贯的大家长一样，对于各个器官的索取都是有求必应的，谁要阳气就说话，爹这里管够。因为有这样一个"财主"，各个器官是想动就能动，想动多久就可以动多久，始终都不怕没有阳气可以用。现在不一样了，我们这个有钱的大家长破产了，再也不能无止境地供给阳气了，所以体内的器官动着动着，就会出现被断供阳气的情况，其实不是心脏不肯给，实在是因为没有阳气，给不了呀。因为不能源源不断地得到阳气，所以手、脚、脑等器官动着动着就会有没有阳气可以动，就得被迫停止活动，于是就表现出来这样的情况：人稍微干点儿活，比如扫个地、搞个卫生，就感觉四肢无力，疲惫得很，必须得停下来休息；人刚看一会儿书，才刚开始思考问题，眼睛就累，脑袋就发蒙，看着看着就打起瞌睡；和人交谈，说没几句就会变得有气无力，嘴巴像要罢工一样。四肢无力、精神萎靡、少气懒言，病人给人的感觉就像是一部快要没油的老爷车一样，眼看着开着开着马上就得熄火。

除了不能好好活动外，水寒土湿的人，还有一个比较特别的症状，什么症状呢？怕冷。病人很怕冷，别人穿短袖还觉得热，他可能穿着长袖还不让开窗户，稍有一点儿寒气吹来，全身鸡皮疙瘩马上就竖起来，冷得不行。为什么水寒土湿的人会这么怕冷呢？

其实与四肢无力、少气懒言这些症状的原因是一样的，他也是因为心火衰少。心火衰少，这样由心火向体表升腾的营血就不够强大，不够热烈。营血不强，抵挡寒邪的能力就变得很差，稍有一点儿寒邪，营血就会招架不住，赶紧向心神发出"怕冷"的求救指令，这就是人很容易怕冷的原因。

我们在说伤寒麻黄汤证时，是不是也提到病人会恶寒怕冷，而这里的病人也会怕冷，那这两种"怕冷"有没有什么区别呢？

有，大伙记住了，小水牛再重申一遍，只要是不同原因导致的症状，哪怕它们再相似，也是有不同的地方的。虽然这两种病人冷得很相似，一有点儿寒气吹过就会哆嗦，然后也都会情不自禁地要穿衣、盖被子、喝开水。但这两者也是有区别的。

区别就在于同样穿衣、盖被子、喝开水，内伤阳虚之人可以得到缓解，而伤寒外感之人却不会有什么效果。是不是有点儿意思，同样怕冷，阳虚病人喝了杯热水会觉得暖和些，而伤寒病人喝再多热水却没有一点儿用，为什么会这样呢？

是这样的，我们说了阳虚病人怕冷是因为体内心火虚弱，没法向体表输送足够的阳气以抵御寒冷。此时人通过穿衣、喝开水，或者近火取暖，正好就可以振奋体内的阳气，从而让体表的阳气暂时得到增强。阳气增加，人周身变得暖和，所以就会没那么怕冷。

伤寒外感病人就不同了，他们怕冷的原因跟体内阳气强弱没有关系，而是因为寒邪与卫气凝束在体表，人像被贴着一层冰块似的，所以才觉得冷。这个时候，只有把这层贴在皮上的"冰块"给清掉，人才会恢复正常，而像"穿衣、喝开水、近火"这些行为只能振奋一点儿内阳，根本撼动不了体表的寒邪，所以人还是一样会冷。你会发现人喝了好些热水，穿得像个球一样，还是一样冷得哆嗦。

这就是外感之恶寒与内伤之恶寒的不同，用清代名医何梦瑶老师的话来总结就是"外感恶寒，虽近烈火不除；内伤恶寒，得就温暖则解"。

因为阳气虚弱跳动无力，所以脉象会呈现细弱沉迟之象，给人的感觉就是脉中的那股力量有气无力、娇弱得跟林黛玉似的。

脾湿阳衰，无力运化谷物，故食欲不振、食后腹胀；心火萎靡，无力支撑活动，故四肢无力、精神萎靡、少气懒言；阳火虚弱，无力温煦体表，故恶寒惧冷；阳虚气弱，鼓动无力，故脉沉迟。

病人的体内此时就像那十二月的寒冬一样，天寒地冻，土湿水冷，暮气沉沉，只有一丝萎靡的阳光在勉强照着大地。

同学们，给大家讲一件好玩的事情。我们知道水寒土湿证的根本原因就是阳气不足，肾阳太少。要是阳气很多，把肾水烧得热腾腾，热气一飞冲天，啥事也没有，对吧？而这一论前面我们说的火旺土燥病人是阳气太旺、大火烧天。一个是阳气太少，一个是阳气太多，你们说能不能来个"劫富济贫"，把上面那个病人体内太多的阳气给劫一些过来，然后救济到现在这个阳气虚弱的病人体内，这样一来，两个人不就都能不药而愈吗？

大家不要笑，这个想法乍听起来有些荒唐，但小水牛最近越琢磨越觉得这很可能真的可行，我们很可能真能把彼之阳气转移至吾身，从而达到疗伤治病的效果。为什么我会觉得这想法很可能是可以实现的呢？不知道大家发现没有，一个忧郁、阴愁的人，和一个无比乐观、快乐的人待在一起，待久了，这个忧郁的人会明显变得开朗、阳光起来。很显然，他这种阳光就是从那个快乐的人身上传过来的，对吧？那阳光、快乐可以传递，阳气为什么不可以呢？要知道这快乐的情绪可是和人体内的阳气有着很密切的关联的。

所以我觉得"劫富济贫"这种想法应该是可行的，我们现在很可能就正在不知不觉中跟附近的人发生阳气的交流。至于人怎么样能够把控这种阳气的交流、传递，说实话我真的有在偷偷研究，等我研究明白了，第一时间再告诉你们哈。

治疗水寒土湿病人，小水牛不才，到目前为止还只懂得原始得不能再原始的"寒者热之"——生火之法。等等，说"懂"好像还不太准确，更确切应该是说"借"。是的，就在刚刚，我骑了匹快马，把少阴篇里被誉为"温补第一方"的附子汤给借了过来。

附子汤

茯苓三两　人参二两　白术四两　芍药三两

附子二枚，去皮、脐

上五味，以水八升，煮取三升，去滓，温服一升，日三服。

附子温肾壮阳，人参温中生火，茯苓、白术燥土祛湿，芍药酸敛浮阳。

治疗如此水寒土湿证并不复杂，因为一切的问题都源于阳根萎靡、肾水寒冷。就是因为阳根不够热，不够强大，才出现寒水、湿气，导致生气萎靡。如果阳根足够热，把整湾肾水烧得热气腾腾，那么什么寒水、土湿统统都不会有，热气一路畅通全往上烧，生气勃勃，心火无比旺盛、热烈，啥问题也不会有。

所以我们现在只需要弄来一把火，用这火把寒冷的肾脏重新烧成一片温泉，把"霸占"在左升之道的邪寒统统都给融化掉，将萎靡的生气烧旺，令水暖阳旺。火盛土生，阳从下烧到上，让心火重新旺炎，一切就迎刃而解了。

思维不复杂，可这把能烧到下焦肾脏的火可就不好找了。

我们都知道，温热壮阳之药皆是生火的好手。可是呀，阳性上炎，许多温热之药都有一个毛病（或者叫特性），那就是食入中焦后，这些火马上就会上炎，往上烧去，根本烧不到下边来。火烧不到下边，也就没法直接温暖肾水，所以温阳根、暖肾水并不是这么容易的。

嘿，你们说，如果这些温热药化生的阳火要是不往上走，而是往下跑该多好。温热之药一吃，这些火不往上去，统统跑到下边来，肾水一下子就可以告别严寒。

可是火明明都是往上升的，哪有往下的火呀？

告诉大家，这样的火还真有。火山爆发时，从山顶迸发而出的燃烧的石头，就不往上去，而是会滚落到山下面去，这不就是会往下的火嘛。不过这不是重点，重点是有一种药就是这样燃烧着往下落的石头，这种药有个名字，叫"附子"。

《本草经疏》曰："附子全禀地中火土燥烈之气，而兼得乎天之热气，故其气味皆大辛大热，微兼甘苦而有大毒。气厚味薄，阳中之阴，降多升少，浮中沉无所不至。"与普通温热药不一样，全禀地中火土燥烈之气的附子，具有很独特的厚重之气。因为这个厚重之气，附子进入人体后，真的就好像燃烧着的岩石一样，会径直地坠落于下，进入肾脏。因为很少有温热之药有如此下潜的性质，所以从古至今，在温补肾阳时，医家基本都离不开"附子"，明代医家陈嘉谟老师甚至明确表示："非附子不能补下焦阳虚。"

聪慧如仲景，今儿也是提笔就写下了附子。只见他大笔一挥，附子这把辛热纯阳的火就"滚落"到了下焦，一下便照亮了整个肾脏，热火插进水中，烧起剧烈的波澜，热气逐渐弥漫整个肾脏，肾中的水在附子的温暖下一点点暖和了起来……

趁着附子这火在温暖肾水，仲景带着另一队人马来到了中焦，他要做什么呢？

拆墙。中焦脾土这堵湿气凝成的墙在这太碍事了，横在脾土会挡住肾阳升腾，得把它清掉，以扫清阳气左升之路的障碍。怎么清除湿气呢？有两种方法：一是温阳化湿，用阳火把寒湿之气蒸发掉；二是利水渗湿，用利尿的办法将水湿渗降于下，从小便而去。而这两种办法，今儿仲景在附子汤中一并用上了。

人参，入戊土而益胃气，走己土而助脾阳，在这能温中生火，阳化土湿；白术甘苦、茯苓淡渗，两者健土渗湿，共奏利水燥土之功。人参、白术、茯苓温中燥土，利水渗湿，这三人携手合作，三下五除二就把凝结在脾土的湿气给消灭了。

附子生火暖水，人参、茯苓、白术燥土利湿，只见一团熊熊的、充满希望的火在我们体内烧灼、升腾……

好玩的事情又来了，我们一开始想的就是在下焦生把火，现在火也生了，横在中土的寒湿也化了，可这附子汤中还有一味芍药呀，这剩下的芍药有什么用呢？该不会是仲景老师能多拿两个药钱随便往上加的吧？

哈哈，我们还是老实说下芍药的药性吧。

芍药，味酸微苦，性微寒，入肝家可清风，走胆腑能泄热。简单地说，芍药就像一勺凉水，可以清热泻火、滋阴潜阳。

我知道大家想说什么，大家是不是想说现在是水寒土湿、天寒地冻，为什么还用性味寒冷的芍药？

刚刚我们说白虎汤中，温土生阳的粳米和炙甘草能够助清热，对吧？如果我告诉大家，芍药这勺冰凉的水在这能够帮助附子温阳暖水，你们敢不敢相信？

寒冷清热的药可以助生阳？冰凉的水能助热？虽然才刚刚见识过类似的离奇事情，可这也太夸张了。芍药是滋阴清热的寒药，不雪上加霜就不错了，这怎么可能有助于温阳呀？

嘿，就问你们，这可不可能？

还真可能！

我们刚刚在说附子时说了，温热之药都喜欢往上升。虽然咱的附子有下潜之性，可是，燃烧着的石头落到地面后，其身上的火是不是也会随即往上升？同样的道理，附子这火落到肾脏后，其实它身上的火气接着也会马上往上走，而且因为附子大热，其身上火气会升得很快。附子可能刚一到下焦，跟下焦的寒水说句"谷稻莫林"后，就会拍拍屁股往上跑。火气一下就升散了，并不能一直待在肾中，也就不能一直温暖肾水，肾水暖和成一片温泉的速度会慢得像蜗牛一样。在临床上，单用附子暖肾，效果有时候并不十分理想的原因大多在于此。

现在加入了滋阴寒凉的芍药，这个问题就可以得到解决。你附子看似老实巴交，其实也躁动难耐，想往上跑是吧？没事，我芍药可是寒凉的，是阴性喜降的。所以当芍药和附子一同进入人体后，芍药会凭着其阴寒沉降之性协助（也可以叫胁迫）附子沉降在下。附子身上的热气升得太快，芍药这一瓢小水从上往下浇，就会把升散的热气再次浇回下面去，热气被水一浇就变成了热水，落入肾脏继续暖肾。芍药在这里就起到一个保温的作用，它能束缚附子之热久留于肾水中，而使肾水得到充分的温暖，这就是芍药在这儿能增加温阳暖水之功的原因。

所以大家记住了，治疗阴盛下寒病人，当然不可以单纯用滋阴敛阳的药，那是雪上加霜，会要命的。可是在用温热药温阳时，就可以适当加点儿滋阴药，因为滋阴药有着清下固守之性，会将温热药尽量潜收在下，从而使得温阳效果更好。这是今天第二个充满智慧的知识点（第一个知识点是啥？不会忘了吧？忘了我可也要拿戒尺打屁股哟），希望你们也能拿下来，收纳为以后行医路上的另一个法宝，因为这也实用，用的机会也很多。要知道张景岳老师那两句震古烁今的名言之中另外一句，正是"阳得阴助而生化无穷"。

附子温奠水中之阳，人参、茯苓、白术燥渗土中之湿，芍药酸收炎上之火，五者合力生了一把"万全之术的火"。只见附子汤一下，一团炽热、光明的火就在寒冷的肾脏中烧了起来。

火融化了寒冰，温暖了泉水，蒸化了湿土。原本雪花飘飘的肾脏，摇身变成了热气缭绕的温泉；原本黏稠难行的脾脏，摇身成了蓬松燥爽的黄土。热气腾腾的肾阳拔地而起，气势昂扬地升到脾土，烧起熊熊磨谷之阳，人胃口大开，食欲大增。脾肾之阳一飞冲天，将暗淡少光的心火重新烧成了烈日骄阳，心火宣发，各种功能重新得以振奋，人充满活力，精神焕发，难掩笑齿。阳气布散全身，体表营卫恢复强大，人周身温暖，无所畏惧。

冬去春来，春回大地，阳光普照，万物复苏——只见冒炎于上焦充盈的阳热随着肺胃往下降收，它们持续来到下焦，把这湾温泉持续烧得温烫。热阳从水中冒腾，肝木左升，脾土燥腾，阳升之道又重新完全被热阳所引领，一切又都回到了正常的轨道上。

阴阳不和，路有两条

阴阳相和，则为健康；阴阳不和，则生疾病。而阴阳不和有两种情况：要不就是阳气闯入右边要干掉阴质，独享太极；要不就是阴质潜入左边要干掉阳气，独霸一圆。所以这世界上的疾病追根溯源地看，就只有两类：一类是阳盛热病，一类是阴盛寒病。所以这个世界上所有病人从本质上是分成两派的：一派是其体内阳火正在烧肺灼胃，阳火正在走向独霸；另一派则是其体内阴水正在寒肾凝脾，阴水已经走向独裁。因此，大家在诊断病人时，首先一定要分清楚阴与阳，要分清是寒水在起事，还是热火在作恶。疾病细分起来五花八门，其中医理也是错综复杂，但总结来看，就是阴阳二病。所以，只要分清这阴与阳，治疗就很难出问题，正如张景岳老师在《景岳全书》中说的："凡诊病施治，必须先审阴阳，乃为医道之纲领。阴阳无谬，治焉有差？医道虽繁，而可以一言以蔽之者，曰阴阳而已。"

这世间通往地狱的路，有无数条，可要是因病而死的，那么或许就只有这两条。

如果夜里睡不着，你们可以跑到山顶上，站在山上往下看，你们就会发现，在这苍茫的世间有两条路特别显眼：一条是用"大日金焰"修成的火路，一条是用"无极玄冰"修成的水路。凡这个世间得了病的人都会出现在这两条路的其中一条上。走上火路的受着酷日的烧灼之苦，走上水路的受着寒冰的霜冻之痛。这两条路上的人，都在拼了命地想逃出去，都在怀念从前那种"不痛不痒"的日子。

说来就是这么滑稽，在这两条路上的人没有一刻不想赶紧逃走，可是在这两条路上之外却有很多人，一直往这两条路上赶来。他们似乎看不到在这两条路上正上演的种种悲剧，或者是注意到了也假装没看见，或者干脆骗自己那都是假象，他们迈着侥幸的步伐，有的甚至是奔跑着就往这两条路上赶，而且一脸兴奋，一心激动，有的把鞋跑丢了都没时间停下来捡，为什么会这样呢？

因为他们看到，这两条路上摆着数不完的金银财宝、住不完的高楼大厦、开不完的豪华轿车。

遗憾的是，他们都不知道，这些东西统统都是在这路上出现过的人，当初为了逃出这里，果断扔下的……

大青龙汤——

表寒郁内热，火势燎原

在体内逛了一大圈，也算见识了一番人间"冷暖"，下面我们重新把目光拉回到体表。

大家还记得吗？在进去人体认识圆运动之前，我们就总结了，风寒外邪杀向人体时，总共分两大情况——如果人体内情况一切良好，人这座城的城内一切都好，那么最终就只会体表营卫出现混乱，城外出现混乱；可如果人体内本来就有问题，人这座城的城内本来就暗藏汹涌、危机四伏，那么当风寒杀来的时候，城内就会趁乱而起，外乱、内乱一块儿起来。刚刚过去的两论，我们忙里偷闲地把人体内正常的和病态的情况，给大致摸了个遍。现在我们是时候来面对这个超级重要的问题了——风寒外邪在外捣乱时，体内为什么会跟着乱，这种内乱外乱到底会乱成什么样子？

同学们，一起去探索《伤寒论》灵魂的响锣，从这一刻正式打响，这是伟大的一刻，这也可能是创造非凡的一刻，你准备好了吗？

"热者热之，寒者寒之"的外邪

如果大家从没有见识过什么叫"内乱外乱一起乱"，那这个事情可能又会吓你们一跳。

一个人开始只不过有点儿实热上火，口有点儿渴，喉咙有点儿干，舌苔有点儿燥黄，是阳盛热病，但不过是零星小热火，看着一时半会儿不会有多大事。但当风寒之邪凑上去之后，你会发现，这个人体内那把不起眼的小火会像着了魔一样迅速而疯狂地燃烧，人各种热证也是迅速而疯狂地加重。给人的感觉就是，本来只不过是一杯稍微有点烫嘴的热水，而风寒像一张"咒符"一样往上一贴，这水就迅速加热，接着便是沸腾，最后热得滚沸的水花直接成了四溅的火光；另一个人，开始只不过有点儿阴寒里虚，胃口有点儿不开，人有点儿乏力，舌苔有点儿滑白，是阴盛寒病，不过是一摊小寒水，看着也不会有多大问题。但当风寒之邪凑上去之后，你会发现，这个人体内那摊不足为惧的寒水就像中了咒一样迅速而疯狂地冷化蔓延，人各种寒象也是迅速而疯狂地加重。给人的感觉就是，本来只不过是一杯稍微有点凉的凉水，这风寒往杯子上一贴，水就迅速变冷，冷气直冒，最后干脆就结成了一杯硬邦邦的冰。

　　这就是风寒会对人做的事情。它们会"热者热之、寒者寒之"，它们会把原有里热的人变得更热，会把原有里寒的人变得更寒，而且这种"变"是十分迅速而吓人的，一点儿小热在风寒的鼓捣下很快就会热得一塌糊涂，一点儿小寒在风寒的鼓捣下不久也会寒得一塌糊涂。告诉大家，这里的"很快""不久"往往就是那么几天的工夫。这就是风寒之邪最要命的地方，它们能在很短的时间内，把一个小热病人变成大热，把一个小寒病人变成大寒，把一个有点儿不适的人变成一个病情特别严重的人。这是特别可怕的，杀伤力特别恐怖的，要知道仲景老师宗族里当初接近三分之二的人可就是这么没的。

　　大家是不是觉得很不可思议，风寒会"热者热之、寒者寒之"？它们是怎么做到的？怎么知道这人就是热，那人就是寒，它们难不成有"辨证识寒热"的本事？它们又是怎么做到遇热加热、遇寒添寒的，难不成它们同时具有加火、生冰这两项技能，而且还会因情况不同选择不同的技能？这太不可思议了呀！

　　这其实还不算什么。我们都知道，寒邪是阴邪，特点是寒冷束闭、收引凝滞；而风邪是阳邪，特点是善动不居、轻扬开泄。风、寒两者是截然相反的特性，于情于理，它们对人体造成的影响应该是不同的，对不对？可是小水牛要告诉大家，不管是寒邪还是风邪，在伤害人体内时所做的事情，是出奇一致的，一样是"热者热之，寒者寒之"。比方说，人的体内是阳盛火旺，此时阳性风邪侵入体表后，这团火会被风邪一下子整得剧烈起来。如果来的不是风邪，而是阴性寒邪，情况也会一样，人体内的这团火一样会迅速烧起来，而且还可能烧得更快更旺。你说，是不是很好玩？

　　还有更好玩的事情。我们说了风寒外邪会让热的人变得更热、寒的人变得更寒，那要是来的人既不热也不寒，人阴阳调和，很是健康，这样的人被风寒外邪入侵之后，又会有怎样的结果呢？

　　这个时候人就像一杯既不会烫嘴也不会凉牙、温度恰到好处的水。风寒这张刚刚能诱发剧烈反应的符往上一贴，此时你一定要怀着充满期待、好奇的心情去等待，因为这样待会儿你就能很好地体会一把失落的滋味。因为你会发现，一个小时、两个小时、一天、两天，时间一点点在走，可是这水没有像期待的那样起一点儿波澜，它几乎没有一点儿变化，原来是怎么样，现在还是怎么样。也就是说，如果人十足健康，阴阳调和，体内那个圆转得倍儿顺滑和谐，那么风寒邪气在中伤了体表后，并不会对其体内造成任何伤害。这就是那些平时吃得香、睡得美、想得少的人，不小心着凉伤风后，除了一点儿头疼脑热外感症状外，其他啥事也没有，依旧能够扛着锄头下田的原因。这就是我们所说的单纯的外感证。

反正总结来看，风寒对于人体内的影响就这么一句话——热者热之，寒者寒之。碰到里热的人，风寒会让人变得更热；碰到里寒的人，风寒会让人变得更寒。要是碰到的人既不热也不寒，那么这对于风寒来说就超纲了，这是对付不了的高手，啥也干不了，只能说声："大爷，对不起，小的有眼不识泰山，您走好，打扰了。"如果用上一论"称霸太极"的思维来说，那就是风寒会助纣为虐，会帮助人体内强大的一方（或阳火或阴水，谁强帮助谁）加快称霸的进程。是不是很厉害？

之前我们说整本《伤寒论》就是围绕着"外乱内乱"这事在写的，对吧？现在我们又说了外乱之风寒邪气会热者热之、寒者寒之，对吧？所以同学们，整本《伤寒论》其实具体就讲了两件事——一是外邪如何让阳病里热病人疯狂走向极热（太阳病、阳明病、少阳病，这三阳病主要就讲这事）；二是外邪如何让阴病里寒病人疯狂走向极寒（太阴病、少阴病、厥阴病，这三阴病就是围绕这事在展开的）。

小水牛，这风寒外邪也太厉害了吧，怎么这么能干？看到不好惹的人就不去碰，看到可以欺负的对象就迅速下手，而且下手的方法还是因材施教、推波助澜、助纣为虐，这也太聪明了，敢情比我们人还有智慧。

单纯从结果看，风寒确实不得了，仿如一目达耳通、智慧非凡的智者，但小水牛要告诉大家，这风寒其实傻得很，就是俩十足的二愣子，就是那种撞了南墙摔倒后还会继续爬起来撞墙的那种二愣子，它们从头至尾其实就只会埋头干一件事情，多的啥也没做。

只干一件事，居然会造成种种充满智慧的局面，这就更奇怪了，这到底是怎么一回事呀？

说是说不清楚了，算了，我们还是分情况来说吧。

我们知道外邪有风邪和寒邪，而内伤有寒证和热证，所以当外邪遇见内伤，这便有了"二乘二"种组合。

今天我们就先来看看这"二乘二"组合中的一种——"内是实热，外是寒邪"的情况。

实热病人如果不流汗

关于内伤实热的情况，我想就不用多说了吧，那是刚蒸的馒头还透着热乎劲儿，上一论我们才刚刚说完。你们不至于到这会儿就把实热，把铆足了劲灼烧津液的火邪，把那场人工白虎雨给忘得一干二净吧？苍天，不至于吧，这可是昨天刚说的内容。

忘了是很不应该的，要知道这内容并不复杂。所谓的实热，就是上焦来到肺中的阳火太多、太热烈了，以至于人通过呼吸吸入的苍天清凉之气，不能将这些阳火凉降成雨。雨下不来会怎样呢？一开始倒也没事，肺通过吸气照样会把热烈的阳火强压到下边，被吸入于下的阳火就这样来到了胃腑。火来到胃腑后，胃土赶紧"瓢水降温"，由中气右转而下的胃阴会承载了一些阳火下藏，不过很可惜胃阴并不能将所有的阳火都承载到下边。就这样，那些剩下的阳火便会往上逆炎，与此同时左边的肝脾之阳又按部就班地往上来，如此一来，阳升得多降得少，上焦就会聚集越来越多的阳热，这些热聚在一块儿危害四方，这便成了"实热证"。如果用一句话来概括，那就是"肺胃之阴难载过盛之阳，以致火冒上焦而成灾。"

我们也说了，阳火逆腾于上后，可不会闲着。它们会灼烧上焦津液，所以人会口干口渴想喝水；它们会浮散于表，所以人会觉得热；它们还会蒸腾津液外出，所以人稍微一动就会流汗。

别的我们就不说了，下面再来看看流汗这个症状。昨儿我们讲这个症状时，说了旺炎的阳热带着"暴怒"，将津液一批一批地从孔窍赶出体外，所以人会流汗，故汗出会耗散津液。流汗会耗伤津液这是肉眼可见的，津液就是哗啦啦地流出来。不过小水牛在这里提醒你们一件事情，大家要注意，不要只看见津液在哗啦啦地流走，要知道这里面的阳气也是跟着一块儿流走的。

这事我想大家应该都能理解，我们说这汗就是阳气蒸腾津液外出而成的，所以这流走的汗自然既有阴液又有阳气。事实上，就像《素问·阴阳别论》中提到的"阳加于阴谓之汗"。任何汗其实都是阳气蒸腾津液外散形成的，没有阳气，单独的阴液是不可能跑到外边的，它没有这个动力，所以汗是一个"阳加于阴"的阴阳综合体。自然咯，流汗的时候，流出的这个"汗"就既有阳气也有阴液。所以同学们，流汗其实是一个阴阳皆损的过程。只要你出汗，体内的阳气和阴液就同时在外散。因此，孩子们，尤其是体弱多病的孩子们，不要听了"生命在于运动，在于流汗"的话就拼命地运动、拼命地流汗，到最后越运动人越虚。

流汗会散走阳气又怎样呢？

在这里说这个问题，小水牛其实是想告诉大家一件事——在实热证中，流汗这个症状对人来说并不是只有坏处没有好处的，因为它能通过散阳起到一个很好的作用——"散热"。

在实热证中，反逆的肺胃之热和照常升起的肝脾之阳，都像赶着参加一场大派对似的往上焦来。阳升得多降得少，如果一直这么下去，可以预见的是，阳热用不了多长时间就能把上焦这块有限的地方给挤得"火泄不通"。好在来到上焦的阳气并不是安于一隅的主，它们还会拼命继续外散，一部分格外热烈的阳热夹带着津液就往外冲，一举冲开了体表的皮毛孔窍，一场汗便这样流了出来。所以实热病人之流汗，就像一间闷热的房子打开窗户透凉一样，在流汗时，人这间"房子"里过多的热量即能通过孔窍这些窗户透出去。这也就是为什么实热病人在流完汗后，会感觉身上凉快一些，各种热症减轻一些，人也会舒服一些。

流汗可以带走上焦一部分阳热，如此便避免了上焦的阳热只有来路没有去路，而这也很有效地减缓了上焦阳火增长的势头。道理很简单，火升了上来，然后又往外散走，这样最终留在上焦的火自然就不会特别多，上焦的火自然也不会多得特别快。所以我们可以看见，单纯内伤实热，其阳热增长的势头一般不会很夸张，今天口渴喉咙痛，明儿也是口渴喉咙痛，后天也是口渴喉咙痛，情况是在一点点加重的，但不是特别显著、令人难以接受（或者说令人感到恐慌的）。总结地说，因为人通过流汗可以有效散掉上焦一部分的热量，所以上焦之热不会增加得特别快，单纯实热证之病情也就不会发展得特别凶猛。

话说到这，小水牛想问大家一个问题。我们说流汗可以很有效地散走上焦的热量，那要是这个病人流着流着突然流不出来汗了，一滴汗也流不出来，你们说，会发生什么事情？

事情是很恐怖的，这就相当于让一座正在爆发的火山，马上强制它不要再爆发，让其将那些焦金流石的岩浆统统都憋回肚子里一样。

流汗能够让逆腾于上的阳热外散而出，起到一个散热的作用。现在不能流汗了，那就真成了只有进没有出，所有的阳气由下腾到上后，这些热烈燃烧的"岩浆"一个劲地冲到上焦后，因为不能汗出透凉，所以统统会停在上焦。上焦迅速加温，阳火迅速增加，面对疯狂增加的阳火，原本就忙得不可开交的肺胃之阴这下更是难以开展敛阳藏火的工作了，这样便导致更多的肺胃之火逆腾而上。所以上焦热势迅猛增长，人各种热象迅猛加重，病情会如森林着火般地凶猛发展。

病人原本是一点点在变渴，现在是一下就会变得很渴，口会特干，接着喉咙就像有一把猛火在烧一样，迅速肿痛。病人原本是感觉身上一点点在变热，现在是一下子体表就会变得热烫，体温是一路飙升，升高的速度是让人感到害怕的。

原来因为浮动的阳火偶尔会去扰动心神，所以人原本可能会偶尔感到心烦不乐，这种心烦也就是所谓的心情不好，一般都不会很严重，人往往是可以忍住脾气的。现在不同了，大量的阳火聚集在上，这些闹腾的家伙会不停地冲击心神，让心神片刻不得安宁，人会像被关在笼子里暴躁的狮子一样，极其烦躁，动不动就生气，动不动就发火，就算没有人惹他，他自己也会觉得憋得慌，像是有一吨炸药藏在体内一样，不"爆"实在受不了。

反正简而言之，内伤实热病人，如果能流汗那就不太吓人，可要是流不了汗，那么其内在之阳热会马上急剧增加，各种症状也是马上就会急剧加重，而且情况是会持续加剧的，并不会热到一定程度就停下来。不是小水牛在危言耸听，这种病情发展的速度是很吓人的，有些内热本就挺厉害的，可能用不了几天就会热得一塌糊涂，可能会热成必须下猛药才能活过来的阳明病（这种病我们以后会详细讲），可能有的干脆就直接热过了头，热成了不治之证，最后撒手人寰。所以大伙一定要记住，内热病人不能出汗，是一件很可怕、很需要警惕的事情。

话说回来，有的人可能会问，小水牛，阳热外散得好好的，人汗也流得好好的，这怎么突然说不流汗就不流汗呀？你说的我都能明白，我能想象到如果实热之人不能出汗会有多危险，可我们别到头来是自己在吓自己，拿着"莫须有"的事情把自己吓个半死，这可很傻呀。

这个问题问得很棒，而小水牛也很确信大家都不傻，如果大家都是傻傻的就不会问这个问题了，而是会说：哇，小水牛，我好怕哦，这情况看起来好吓人哦，我要抱抱。

表寒郁内热，火势燎原

哈哈，开玩笑哈。大家刚刚问的真的很好，问的问题正是我们今天要说的重点——实热病人怎么就不流汗了？

如果人单纯只是内在实热，那当然不会不流汗。阳气与生俱来的本性就是"争强"好散，不管是从肺胃上逆的阳热，还是从肝脾上腾的热雾，来到上焦后那都会争着往外散。在体表负责把门的卫气一般都没办法挡住这群发热兴奋的家伙。即便卫气很强壮，有着很强大的收敛之力，最多也只能挡得了一时，而且这一时也不会维持很久。为什么呢？很简单，阳热往外一散，来到体表后要是被卫气挡住了，那接下来上焦的阳热还会继续往外散，所以阳热外散的力量会不断壮大，势单力薄的卫气总归顶不了、挡不住。卫气挡不住，阳气带着阴津就哗啦啦地往外散，因而单纯内伤实热的人，是很容易流汗的，是不会不流汗的，除非……

除非什么？除非在这个基础上，他遇到了那个人，那个一出现就会让所有人都感到阴森森的人，哪个人？

寒邪呀！

刚刚我们说实热病人之所以会流汗是因为卫气守不住内在阳热的冲击，那要是有人能来帮助卫气，能给它注入强大的收敛力量，让其能够将内在阳热死死地挡在里边，那这人岂不就不会出汗啦？

这是自然的，卫气能够死死挡在外边，内里的阳热无从外散，汗当然就没法流，可问题是有这样的人能来帮助卫气，能来助卫气收敛吗？有的，别人小水牛不敢保证，但我知道寒邪是乐意干这事的。

寒邪无处不在，这个世界有黑暗的地方就会有寒邪。而这个无处不在的寒邪从不"挑食"，它是逮住了谁就祸害谁。不过，在这小水牛要实事求是地告诉大家，在这么多人里，实热病人应该是寒邪最难攻下的一类人。我们知道，阴凝束闭的寒邪在攻击人时，是采取像大雪封山一样的"围困战术"，这种战术就最怕像营血这样的发散势力的阻挠。而实热病人不仅有营血，而且营血的后面还有数不尽的阳热，它们都会拼命和前来闭敛的寒邪对抗，并最终散走寒邪，所以一般寒邪很难成功入侵这类人的体表。不过，这可不代表实热病人就不容易着凉，事实证明他们也是经常会得伤寒的，啥意思呢？就是说虽然他们有很强的驱寒抗邪之力，但是他们也经常被寒邪打败，奇怪吧？其实一点儿也不奇怪，因为他们这些人常常喜欢往寒邪很重的地方跑。

由于内在有浮躁的热火，实热病人总不自觉地感觉身体燥热难平、心情不爽，他们大多脾气都特急，总渴望着给身体来一次痛痛快快地降温。于是看到一桶冰水，遇见一条小河，恰逢一场大雨，他们常常会抑制不住内心的冲动——拿起水桶就往身上浇，脱了衣服就往河里跳，要不就撑开手臂、昂着头站在大雨下接受洗礼。无限的冰凉刺激着身体所有的燥热，挑逗起所有的神经，冰与火的撞击不断激起疯狂的愉悦，一个字，爽！

老话说得好：盛极必衰，乐极必悲。爽过了，乐过了，下面可就要开始难过了。没错，你身上确实有较强的阳散驱寒之力，可是再强的阳散之力也禁不起这样折腾呀。本来一般的寒邪伤不了你，可你偏偏钻到寒邪深重的地儿去，那就没啥好说的，只见凌寒如刀剑、刺骨似夺命的寒邪是逢佛杀佛、逢祖杀祖，逼得所有的阳热节节败退。于是寒邪和以往一样，趁机和卫气"勾搭"在一起，一起大雪封山。两者还是像以往一样给人的体表堆上一层厚厚的雪，这层"雪"把体表堵得严严实实，将所有的孔窍出口封得水泄不通，刚刚还热闹非凡、阳气活跃跳散的体表一下子如死一般沉寂了。

当寒邪将皮毛孔窍给死死郁闭后，人就真的像一座正在热烈爆发的火山，突然被强行封住了出口一样。此时所有马上就要爆散和接着要爆散以及未来要爆散的火热全都一窝蜂地憋聚在里边，人之上焦迅速升温，迅速加热，人各种热象迅速加重，口显著变干变渴；热都挤在体表无从外出，所以人体温飙升，而且往往会飙到一个很可怕的程度；最关键的是，人会出现"烦躁"，一被惹到就怒火冲天的现象，大伙注意了，人轻易是不会有烦躁这个症状的，只有内火很盛时才会这样。

除了内火急剧燃烧导致各种热症剧烈加重外，由于寒邪在体表成功敛卫闭营，因此人还会出现一系列伤寒的外感症状，所以人还会恶寒、身疼痛、喘、脉浮紧、无汗，这其中最值得注意的症状就是"无汗"，要是有汗人的情况也不至于如此可怕。

内热之"烦躁"和外寒之"无汗"在这儿是两个很有代表性的症状，就像吴谦老师在《医宗金鉴》中说的那样："阴寒郁于外则无汗，阳热蒸于内则烦躁。"

阴寒郁于外，阳热蒸于内，这就是病人现在的情况，人就像一个以阴寒为皮、以里热为馅的饺子（俗称"寒包热"），也像是一锅盖着盖子，里面正在热烈沸腾、沸腾得当当响的热粥，怎么办呢？这要是不管不顾，显然随着时间的推移，事情是会越来越可怕的，可是这得怎么办呢？

同学们，之前小水牛是不是强调过，不要看到人有伤寒的外症就用开除营卫的思路，就下麻黄汤。那，这就是一个很好的例子，现在这个病人该有的伤寒外感的症状都有，那能用麻黄汤治疗吗？人体内现在热得疯狂，麻黄汤又是无比纯粹辛热的汤药，这能不能下？下了会怎样呢？

小水牛先告诉大家，这自然是不能单独用麻黄汤来治疗的，至于为什么，就先留给你们思考，后面我们一块儿整理了再说。我们今天只来说一下正确的治疗方法。

不知道大家煮过饭没有，刚刚我们说了，人现在就像是一锅盖着盖子、里面正剧烈沸腾的粥，面对这样一锅粥，煮过饭的同学就知道，那得赶紧掀开盖子，接着淋一勺凉水下去，这样才能顿时消除热粥沸出来的危险。同样，现在我们外边盖着盖子（表寒外郁），里面热雾沸腾（里热内蒸），也得赶紧掀开盖子以散寒，然后往里淋水以清热，如此外寒内热的可怕局面便一下子就能得以破解，具体要怎么做呢？有请大青龙汤。

大青龙汤

麻黄六两　桂枝二两　甘草二两，炙　大枣十二枚

生姜三两　杏仁四十枚　石膏鸡子大一块，打碎

上七味，以水九升，先煮麻黄，减二升，去上沫，内诸药，煮取三升，温服一升，取微似汗。

麻黄、桂枝，泻营卫而散外寒；甘草、杏仁，护中降逆；生姜、大枣，补胃津而助营液；石膏清内热而除烦躁。

大青龙汤可以说就是麻黄汤和白虎汤的有机结合，而其中药物的作用也分成了两派，即发散表寒和清除里热。

麻黄汤（麻黄、桂枝、甘草、杏仁），开皮毛，泻卫郁，这个重型炮火能不负众望地将寒邪给赶跑。在这里怕麻黄散寒发汗时损伤本就亏虚的津液，于是仲景又加了生姜、大枣来补津助汗以护阴。

石膏清心肺、泄郁热，在这里就专门"降雨"平上热。

既能发汗散寒，又能降雨清热，大青龙汤就如同一条兴云致雨的大水龙一般，进入人体后，就飞腾到上焦给这个燥热的世界带来一场倾盆大雨，然后继续往外飞，撞开了黑暗的无边天际，让世间瞬间重得光明。

外寒得解，孔窍顿开，透凉的窗户得以重启，表热自散，各种恶寒、身疼痛、无汗的表证随之而去；内热得清，肺金重得清凉，上焦云雾遇凉化成的那场雨重新飘洒而下，重新带给大地湿润和清凉。上焦津液恢复，口干、口渴即除。既没有了内在实热，也没有了强制不让"火山"爆发的寒邪，烦躁、口渴等各种热象自此消失，正如黄元御老师说的："麻黄泻其卫郁，石膏清其肺热，经热消散，燥渴自止。"

散寒清热，内含玄机

大青龙汤看起来是不是很简单，没有什么好说的？病人是外有表寒、内有里热，治疗则对应着向外散寒、向内清热，这看起来确实挺平凡简单的，但你们知道吗？这平凡简单的表象里是内含玄机，埋藏着许多不凡智慧的。

大家发现没有，大青龙汤中麻黄的用量（六两）很大，比麻黄汤中麻黄的用量（三两）多了整整一倍。有很多人看到这么多麻黄，就觉得大青龙汤发汗的能力肯定很吓人，所以轻易都不太敢用这汤，或者在用大青龙汤时都会偷偷把麻黄的用量减掉一些。但事实证明下大青龙汤时使用麻黄的量就得大，要不然这药的效果就会大打折扣。那么，为什么在这非要用大量的麻黄呢？

首先我们之前说了，一般的寒邪是攻不下实热病人的体表的，能够在这敛卫郁热的寒邪都不是等闲之辈，其阴寒闭敛的能力都是超级强，对付更强的对手当然就得加强攻击力度。不过这不是最主要的，在这非得加大麻黄用量，最主要还是因为石膏会制约掉麻黄一部分发散之力。

我们都知道，麻黄气薄阳散，石膏质重阴沉，两者的作用正好是对立的。当大青龙汤进入人体后，麻黄和石膏便会分道扬镳，性热辛散的麻黄拍拍屁股就想往上去，性寒重沉的石膏也是挥挥手就想往下走。原本麻黄和石膏是交杂在一块儿煮成一锅汤的，现在一个要往上一个要往下，那么石膏在下沉的时候会不会误把一些麻黄给带下来呢？会，太会了。石膏不只会带一部分，如果麻黄的量下小了，石膏还可能会像一口大锅似的将所有麻黄都按在下边，这个时候大青龙汤就只有石膏能够发挥清热的作用，而麻黄就起不了解表之能的，所以麻黄必须加量，以防石膏的制约。就像柯琴老师在《伤寒来苏集》中说的那样："（石膏）质沉，其性寒，恐其内热顿除，而外之表邪不解，变为寒中而协热下利，是引贼破家矣，故必倍麻黄以发汗。"

因为表之寒邪强，又因石膏的制约，故医圣在这儿加大了麻黄的量。

大家注意没有，大青龙汤中不仅麻黄的量很大，石膏的量也很大，要用一个鸡子那么大体积的量。这又是为什么呢？

原因是一样的。你石膏可以制约我麻黄，我麻黄反过来就不能制约你石膏吗？当然也是可以的。石膏量如果小，沉降之力不强，那么是可能会被麻黄带着跑的。如果石膏量很小的话，麻黄会像一只大鹏一样，叼着石膏就全往体表去，这个时候大青龙汤就只有解表的作用而失了清热之能。所以为了防止麻黄的制约，石膏用量也得大。

所以大家别看大青龙汤中麻黄和石膏的用量很大，就觉得这汤很恐怖，明明面对的就是外寒内热的病人也犹豫不敢用。不要怕，你们一定要明白，这里的麻黄和石膏是有一部分用来相互制约、相互抵消的，真正发挥解表的麻黄和清热的石膏其实并没有那么多，所以该用就放胆去用吧。

关于大青龙汤还有一个值得注意的细节。仲景老爷子在大青龙汤药方的后面，写着这么一句话："内诸药，煮取三升，温服一升，取微似汗。汗出多者，温粉扑之。一服汗出者，停后服。"医圣告诉我们，喝了大青龙汤后要"取微似汗"。这里"取微似汗"和之前桂枝汤、麻黄汤里的让人"遍身漐漐，微似有汗"的意思一样，就是喝了汤药后，要微微出汗，身上没有明显汗滴，伸手一摸湿湿的，这病就是治好了。

不过同样的"微似汗"，除了说明表邪已解外，这里还有另一层意义，那就是表示内热已清解完毕。这跟内热有什么关系呢？

有的，我们说了，大青龙汤证病人是外寒内热，其内热被表寒死死敛闭在内，想发而发不出来。如果内热仍有，那么当表寒一散，孔窍一开，这个一直被关着的阳热就会发疯似地往外涌，这时人是不可能微微汗出的，铁定大汗淋漓。所以当大青龙汤喝下之后，能够出汗，而且不是大汗是微汗，那就说明外寒里热一切都已治理完全了。医圣怕内热一时半会儿清不完，真的出现体表孔窍一开，这些"野兽"奔出来，人大汗不止的情况，所以在最后特意补充了一句："汗出多者，温粉（现多用炒熟的米粉）扑之。"在这小水牛狗尾续貂一下，如果服用大青龙汤后大汗，里边确定还有余热，后续可以减量使用白虎汤以扫余孽。

怎么样？没想到一眼就能看明白的大青龙汤，也藏了不少值得去深挖和琢磨的智慧吧？所以不要随便"看一眼"就下定义，也不要只"看一眼"就觉得世事已透，要知道这个世间许多非凡的美好都是藏在"深山老林"，留给那些执着于探索的你去遇见的。

第七论

小青龙汤——

表寒郁内寒，

寒势惊雪

　　说完了外是寒邪、内是实热的情况，下面我们来看看，同样外是寒邪，内则变成虚寒时，人会发生什么事情？

　　内之虚寒证与实热证的情况可以说从头到尾都是完全相反的。我们知道实热证是阳气太多，多到肺胃没法收敛以致阳火直往上蹿。虚寒证呢，偏是阳气太少，少到不足以温暖整泉肾水，少到"水寒而生气不旺"。寒冷的肾水上泛跑到脾土凝结成了像堵墙一样的湿气。萎靡不旺的生气摇摇晃晃往上升，来到中焦后，其中一部分阳热就给湿气这堵墙挡在了下边，只有一部分阳气最终能够冲破湿土，破土而出。

　　阳气本来就不多，还要被土湿郁阻掉一部分，这一来能够升腾出来发光发热的阳气就很少了。只见偌大的脾土只冒着几缕弱小的磨化谷物的脾阳，如此脾阳磨化谷物的能力实在不强，所以人一般没什么食欲，也不敢吃太多。一吃多了，脾阳就会因忙不过来而罢工，食物便会滞留成宿食，闹得人腹满胀痛。脾阳不旺，吃得也不多，那么由食物化生而来的谷气之阳自然也是有限的，因此只见一股已经强了一些可却还是弱得不行的雾气，升到了上焦化成了心火。来源不足的心火萎靡不振，然而等着心火输送阳气、输送能量的部门却还是那么多。所谓僧多粥少——愁死老和尚，因为心火阳气不够，所以分到手脚、耳鼻、四肢、体表等各器官去的阳气都不充足，阳气往往都不够它们尽情地用，因而它们也就无法长时间、高效地工作。人稍微运动多一会儿，肢体那点儿阳气便会用得差不多了，四肢很快就会陷入无阳可用的无力状态；人稍微学习久一点儿，心神那点阳气便无法跟上学习的强度，人很快就会精神困顿萎靡；人稍微吹到点儿寒气，体表那点儿阳气便无力抵御，人很容易恶寒怕冷。这就是虚寒证，如果用一句话来概括，那就是"水寒土湿，阳气虚衰，寒象迭生"。

食欲不振、四肢无力、精神萎靡、恶寒怕冷，人身之阳气是捉襟见肘、一派贫困潦落之象。不过你们知道吗？阳气贫归贫、困归困，可在这贫困之中暗藏一股很顽强的倔强，什么叫顽强的倔强？

是这样的，不管上焦阳气多还是寡，人总还是会呼吸的，对吧？这一呼吸，外界苍天清气就会遛进胸腔凉云化雨，并和中焦如泉水一般的胃阴联手敛藏阳气。因为肺胃会不由分说地坚持收敛之政，所以阳气会络绎不绝地右藏于下。因而肾水总能持续得到阳气的温暖，自然水中便会有温暖的热阳络绎不绝地往上冒腾。

这就出现了一个很有意思的状况，虚寒病人体内的阳气看着就很少，看着很快就会用完，可是只要人不过分地耗用上焦的阳气，而让上焦有尽量多的阳气被肺胃敛收于下，这样便总有新的阳气在人下焦拔地而起，然后这个新阳气又会持续磨化谷物带来更多新的阳气。虽然这些源源不绝的阳气并不能够让手啊、脚啊这些器官尽情挥霍，可是它能保证这些器官一直有阳气用，一直能够运转下去。最重要的是，它最起码能让心脏跳动、肺脏呼吸等这些最基本的生命活动保持下去，从而让生命之火延续不断，让人能够继续活着。所以我们可以看到，生活中一些人病恹恹、有气无力，看样子就很容易去那头报到，可十年八载过去了，你会发现他还在，虽然还是那一副快要不行的样子。这种感觉就好像一根残旧的蜡烛在风中摇曳，烛光忽暗忽亮，好似随时就要熄灭，可这烛火就是没有灭，一直很顽强地燃烧着。这种感觉也好像我们那可怜而顽强的贫苦大众，家徒四壁，吃了上一顿就得开始愁下一顿，生活十分贫苦，日子看着随时就会过不下去，但是他们通过努力也总能咬着牙过下去，所谓新三年旧三年，缝缝补补又三年。

虚寒病人如果过度劳累

可见人只要不过度耗用阳气，尽量让升到上焦的阳气重新回到下焦温暖水土，让其尽量留在脾胃磨化谷物生产出新的阳气，那么虚寒病人这个"贫穷"的身躯，维持心脏跳动、呼吸和一些必要运动的日常阳气开销还是不成问题的。问题来了，要是人不愿意过这样紧巴巴的日子，非得过度耗用阳气，会怎么样呢？

本来身体阳气的储备就不多，省着点儿用能把日子过下去就不错了，你非得大手大脚地用，那能有好吗？

可是很多人现在好像都太忙碌了，根本没有空想这些，他们此时一心只想着"成功"。他脑子持续高速地在思索问题，从这座城市马不停蹄地跑到那座城市去应酬，从凌晨四点工作到第二天凌晨三点，饿了就胡乱扒拉几口，困了就随便睡上几分钟。他自己也知道这样不好，因为身上的手、脚、脑子等小伙伴都在不断投诉，都在发出像四肢无力、眼困疲惫、头昏脑涨等这种"阳气不足，不能再干了，再干下去就要完蛋"的信号。可是人一点儿都没有停下的意思，仿佛一停下来就会马上陷入永恒失败的牢笼里一样；人总是发狠地抽着自己的耳光，让自己不要睡着，就这样发狠地忙着……

就在人如此发狠地工作时，人的体内是一个什么样的情况呢？只见从水土跌跌撞撞升来的阳气，一到上焦马上就被手、脚、脑子这些正在加班加点、这些"急需人手"的单位拉去工作。此时，这些玩命工作的手呀、脚呀、脑呀就像过去贫穷人家的不肖子孙一样，他们一点儿也不顾家里的情况，玩命地挥霍那本就不多的家产，玩命地挥霍那本就不多的阳气。阳气升上来就被用掉了，能重新回到下焦暖肾温脾的阳气就很少很少，所以随着身体不断地耗用阳气，人存储在脾肾里的阳气就越发的少了。

此时这些在工作的手呀、脚呀就宛如人身上的吸血鬼，或者叫吸阳怪，正贪婪地大口大口地吸吮着那弥足珍稀的阳液，而人体里的阳气也在一点点被吸干。

它们毫无顾忌、肆意妄为地吸吮、耗用阳气，一天、两天、三天，没有一天停息，终于那一刻如约到来了——它们真的吸干了人体内最后一丝阳气。在这之前，这人看不出任何征兆，这人还是一如既往地疯狂，疯狂地工作，疯狂地奔走，疯狂地熬夜。可是这一刻阳气被吸干，被用完了，再没有一点儿阳气可以供给他疯狂了，这人就像是一辆在飙着一百二十迈的过程中耗干了油箱里最后一滴油的跑车一样，在那一刻所有高速运转的机器瞬间一同崩溃，下焦肾水中再也没有一丝阳气上腾，所有还在工作的器官再也得不到阳气的供给，就连心脏也再没有一点儿阳气可用，只见人在那一瞬间心脏骤停，呼吸骤止，动弹不得，接着马上开始大口大口"倒气"，等气倒完，这人就这样结束了其要强的一生。这就是现在越来越常见的过劳死。

同学们，小水牛在这儿没有任何批评"成功观"的意思，我自己就是一头没有出息的牛，平时躺在草丛里睡觉，也常流着口水想着啥时候也能尝尝成功的滋味。可是我还是想告诉大家一个事实，那就是，我们身体的报复心态是特别特别强的，你们要趁早打消任何侥幸的念头。"猝死"，是突然，但绝不是"意外"，这是身体在经受人种种折磨后一定会做出的报复。只要你无视身体的警告，放肆地折磨身体，那么身体一定不会放过你，就算不能完成对你致命一击的报复，那也一定会让你饱尝躯体、灵魂被摧残的痛苦，它就是这么一个有仇必报的主。所以你们真的不考虑松口气，放过自己，放过自己的身体吗？

表寒郁内寒，寒势惊雪

看起来是手、脚、脑子在胡乱耗用阳气，但它们其实也是被逼的，逼的人当然就是我们自己。只要你肯停下来，我不干了，爱谁谁，你会发现刚刚还在卖力工作的手呀、脚呀、脑子呀马上就会松软下来，其实它们老早就想休息了。

所以严格地看，我们之前说，我们身体上的手、脚、脑这些一直工作的器官是吸血鬼、吸阳怪，这话还是有那么一丁点儿过分的，就算它们是吸阳怪，那也是被逼着吸阳的吸阳怪。人只要不逼它们，它们马上会懒洋洋地歇着，不会再耗用阳气，也不会再对人造成伤害。不过，我们身体上有这么一个器官，可以说完全符合"吸阳怪"这个名字，因为它会自主地"吸阳"，只要被它逮住机会吸到阳气，那别说人放过它，就算人跪在地下求饶，它也不会放手，它会一个劲儿地将人体内的阳气抽吸出来，丝毫不会手软。听起来是不是有点儿吓人？想不想知道是什么器官？

这个器官就是体表。

关于体表，小水牛先要补充一个细节，一个当初在介绍营卫时没有讲到的细节。我们知道阳性本散，上焦一部分阳气会由肺脏持续不断地宣散至体表，那么大家可知道，阳气除了会从体内跑到体表外，它还会从体表跑回体内来。

上焦充满阳热的雾气由肺脏从里至外冒散，这其中跑在最外边的卫气抢先与苍天清气相遇而收获了清凉收敛之性。卫气收敛在外，落在后边热散的营血便只能停留在里。因此，我们的体表就形成了一营一卫、一散一敛的御敌屏障。这是我们之前说过的内容，但其实后边还有下文。受苍天清气同化变得清凉收敛的卫气，除了在外边行使敛营挡风的工作外，其还会将后边的营血凉化为津液，然后由皮毛通过经络从外往里，再一层层送回人体内的脏腑，送回肾脏中去。也就是说，阳热的雾气从体内来到体表后，不会留在那就不走了，而是会从另一条路再回到体内去，所以人体表的气血和体内的气血一样，是有升有降，有来路有去路的，就像黄元御老师在《灵微素蕴》中说的那样："水谷入胃，脾气消磨，渣滓下传，精微上奉，化为雾气，归之于肺。肺司气而主皮毛，将此雾气，由脏而经，由经而络，由络而播宣皮腠，熏肤充身泽毛，是谓六经之气。雾气降洒，化而为水，津液精血，于是生焉。阴性亲内，自皮而络，自络而经，自经而归趋脏腑。"

可以这么说，体表也是一个左升右降的圆运动，或者更准确地说，体表就是人体圆运动的一部分，所谓人身处处是太极，人身处处是圆运动是也。

看了这个图，大家是不是有点犯嘀咕? 朋友们，不用多想，也不用担心，营卫升而又能降这事虽然现在才说，但这一点儿也不影响我们之前关于桂枝汤证和麻黄汤证的种种思考。大家看，虽然营卫来了又能回去，可是体表这层抵御风寒的屏障始终没有变，这层屏障还是卫气收敛在外，营血发散在内，对不对? 所以风寒在攻击人时自然也是一样，风邪一样是泻卫鼓营，寒邪也一样会大雪封山、敛卫闭营。所以，不用担心，这不会推翻我们之前建立的种种思维体系，之前不告诉大家这个事情，就是怕大家想太多，妨碍了思考。

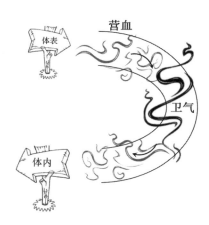

铁打的体表，流水的营卫

阳气这边来，那边回，真正就应了那句话——铁打的营盘流水的兵，阳气都在运转，不会过多逗留，可是营盘每时每刻都住有兵，体表每时每刻都有阳气，都有营卫，要打仗随时可以出兵，如果没事，那就这么运转下去……

所以我们的体表，平日里跟那没有运动的手脚一样，虽然都有阳气一直经过，可它不会耗用一点儿阳气，它会让阳气重回到体内，回到肾脏中去。

不过这只是平日里的情况，当那个阴森森的寒邪又出现的时候，这一切就又乱套了。

寒邪还是老样子，来到体表，啥也不管就凝在体表，接着就怂恿卫气"大雪封山"，如同一场厚厚的大雪将整个皮毛束闭得严严实实。寒邪束闭整个皮毛，这样一来也就将皮毛上的孔窍都给闭阖了，自然也就将阳气的来路和去路都给堵上了。

此时我们体内的热雾还是像往常一样往外来，这些热雾还是像往常一样想着，待会儿到了体表一定要好好参观参观，学习学习，最好能顺手带点特产，然后也别玩太久，晚上还要赶回去给老婆孩子煮饭烧菜。可是就在快要到体表的时候，大家都发现前方的路给堵住了。前面一个人传来了消息：兄弟们，这回你们都得留下了，一个也走不了，前方正在开战，大家都准备一下加入战斗吧。

不开玩笑，真的是这样子，因为寒邪郁闭在外，从体内赶来的热雾在快接近体表时就会统统被拦住，阳气这下便都郁留在了体表，只见来路而找不到归途，体内的阳气又还会不断地往外散来，所以体表的阳气越聚越多，只见人体温越来越高，越来越高……

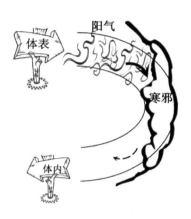

寒邪束表，阳郁而不返

此时的体表就成了货真价实的"吸阳怪"，它正在全力"吸吮"体内的阳气。这个过程也好像打仗征兵。

我们的身体现在就是到了这般窘迫的境地。本来阳气就不多，体表还要来"征兵"，人体内各家各处的阳气，肾阳、脾阳、心阳都排着队往体表聚拢，体表的阳气是越聚越多，可就惨了我们的体内，体内阳气迅速流散，直往"山穷阳尽"奔去。

这就是阳虚内寒病人患了伤寒后的情况。寒邪束闭了整个体表，从里宣发至表的阳气统统被锁在了来的路上，根本找不到回去的路。阳气只能来不能回，一个劲儿涌向体表，因而体内的阳气会以一个惊人的速度锐减，肾中的阳火不断消耗，脾土越发湿寒，人因阳虚导致的各种寒症会剧烈加重。

同学们，这种变化的速度是非常明显和吓人的。人本来虽然吃得不多，但怎么说也能吃下一碗饭。得了伤寒后，你会发现别说一碗，就是让他扒拉一口下肚他都特别不情愿，即便勉强吃了一些，等会儿立马就觉得恶心，非得吐出来不可，脾阳衰败之势是肉眼可见的。

本来也不是精神焕发的人，可只要不过分劳累，怎么说也能干些活。得了伤寒后，你会发现整个人马上就蔫了，浑身没劲儿，就连喝个水都似乎有点儿抓不稳水杯，身体乏力至极，人大多只能乖乖地躺在床上。

人会感到特别累，特别虚，那种累就好像手呀、脚呀、脑子等身上所有能干活的器官都在加班加点疯狂工作一样。可是，手、脚、脑子明明全都瘫软在床上，没有干活呀。问下大家，如果这个时候，人真的咬着牙起来干活，还从这个城市长途跋涉到那个城市，还从凌晨四点熬到第二天凌晨三点，你们说会有什么后果？唉，那肯定很惨烈呀。

因为阳气涌向外，所以里阳愈虚，内寒愈重。而只要寒邪一直郁闭在外，阳气就会一直往外郁泄，所以虚寒病人得了伤寒后，其阳虚、内寒加重的情况会不断持续下去。除了食欲不振、四肢无力、精神萎靡这些原有的症状在不断恶化外，还会陆续出现一个比一个要命的症状，如土湿胃逆之咳喘、土湿木贼之泄利、土湿木郁之少腹胀满及小便不利（这些症状今天就不详细讲，我们到太阴篇后再一点点来展开）……

里寒外寒，缠绵不解，发展下去会寒得一塌糊涂，可能还会寒成必须下重药才暖得回来的少阴病，也可能直接寒得无药可救，直接就这样"冻僵"而死。所以同学们，内寒之人患上了外寒，跟内热遇上外寒一样，同样是很可怕、很需要警惕的事情。

除了内阳急剧衰败导致各种寒症剧烈加重外，由于寒邪在体表成功敛卫闭营，因此人还会出现一系列伤寒的外感症状，人还会发热、恶寒、身疼痛、喘、脉浮紧、无汗。这其中大伙儿要特别注意"发热"这个症状。我们说发热是因为阳气来而不能回，郁闭在表的表现，所以发热越厉害，说明体表郁闭的阳气越多，也说明体内被"征走"的阳气越多。因此大家不要看到人热得越来越厉害，就以为这人身上的阳气在增加，其实恰恰相反，体表越来越热，内里是越来越寒的。

别人是屋漏偏逢连夜雨，我们是屋冷偏逢大雪天，屋内本就没什么温度，屋外还堆起了吸热的雪，人这间"屋子"宛如没有了太阳的末日世界一样，在以惊人的速度寒化……

怎么办呢？总不能看着人就这么一点点寒冷冻僵而无动于衷吧？可是要怎么办呢？

同学们，大家再思考一下，现在这个病人也是什么伤寒症状都有，那这个人能不能用麻黄汤治疗，用了会怎样？这问题也是先留给你们。这人的病情恶化速度太吓人了，咱先救人，其他回头再说哈。

怎么治呢？刚刚不是说屋内冷屋外有雪，体内阳虚外边有郁阳的寒邪吗？那我们就一边在屋内起火炉一边到屋外扫雪，内补阳外散寒，内外同治，自然就可以使内外温暖。

小青龙汤

麻黄三两　桂枝三两　芍药三两　甘草三两，炙

半夏半升，洗　五味子半升　细辛三两　干姜三两

上八味，以水一斗，先煮麻黄，减二升，去上沫，内诸药，煮取三升，去滓，温服一升。

麻黄、桂枝，发表散寒；干姜、甘草、半夏、细辛，温中燥土以补阳气；五味子、芍药敛阴助阳。

小青龙汤秉承了大青龙汤内外双治的思路，其中药物的作用也分成了两派，一派是发表散寒，另一派则是温补里阳。

用麻黄、桂枝发表散寒不是什么新鲜的事情，这里的效果还是那么好。开皮毛、泻卫郁、散表寒，麻黄与桂枝一下就把体表的寒邪赶跑了。寒邪散走后，没有了寒邪挑拨离间的营卫重新恢复相合相交的状态。来到体表的营热又可以被卫气敛收回去，体表那恐怖的"征兵"、吸阳活动瞬间瓦解，人体内的阳气也就马上遏制了锐减的颓势。

干姜、甘草、半夏、细辛温中燥湿生阳，五味子、芍药敛阴助阳，这几味药趁着那边对"外敌"发起总攻，这边也赶紧生火补阳以散"内寒"。

既能发汗散寒，又可生火补阳，小青龙汤就如同一条翻田逐野的小火龙，进入人体后，先在人体内这方寒湿的水土（脾肾）田野里翻来滚去，带来许多阳热和温暖，然后昂头一腾，冲散了所有蔽日的乌云，飞天而去，留下了明媚耀眼的太阳，普照着大地。

外寒得解，各种发热、恶寒、身疼痛、喘等表证随之而散；内阳得温，那缕不断从下冒腾于上的阳雾越发温热、强盛，人体各个部位能被重新灌入了充盈的能源，瞬间一扫颓废之势，脾胃有了食欲，四肢有了劲头，眼睛有了神光。内在阳火燃旺了起来，外在也没有了郁阳的寒邪，内外之寒俱去，一束充满生之温暖和活之希望的光芒由里边若隐若现地透向了外边……

大青小青都是龙

大青龙汤治外寒里热，小青龙汤治外寒里寒，这两剂都是表里双解的汤药。外解的寒邪是一样的，差别就在于内里的寒热，所以两剂药是外之解表则同，内之温清大异，正如柯琴老师说的："两青龙俱治表里证，皆用两解法。大青龙是里热，小青龙是里寒，故发表之药相同，而治里之药则殊也。"

大青龙、小青龙，这俩名字起得挺有意思。大家别看仲景是堂堂的医圣，他给药方取名的思路并没有什么特别，跟我们小时候给别人取花名是同样的套路。不知道大家小时候是不是这样，我小的时候，如果那两个人关系特别近，两兄弟或两姐妹长得像，特点也像，看着就只有"大小"的区别，那么我们就会以"大小"开头来给他们安排花名。比如大狗蛋、小狗蛋，大黑胖、小黑胖。想想蛮有意思的，你们知道我小时候的花名是什么吗？嘿，有点儿往事不堪回首，我的花名是"大坏猴"，为什么有这个名呢？其实不怪我，要怪就得怪我那个最好的朋友，他没事老跟着我后边扯人家女孩的辫子，老往同学书包里放鸡蛋，等人拿书的时候一碰，整本书就全沾满蛋花。有一回，他拿了个放大镜回来，对准前面小狗蛋的屁股偷偷照了一节课，后面真把人屁股点着了。你们能想象课上着上着，屁股突然着火的那种情形吗？哈哈。我的这个朋友是真坏，所以他被人叫作"小坏猴"。

仲景在给药方取名的大多数时候也是这样子。两个药方性味、作用几乎一模一样，只有功效大小不同，那么仲景就会以"大小"来区分。比如后边我们会学到的"小承气汤"与"大承气汤"，这两方都是寒下攻积之方，一个攻下力大，一个力小；还有"小陷胸汤"与"大陷胸汤"也是一样，这两方都是治疗结胸的，一个轻点儿，一个重点儿……

不过这里的大青龙汤和小青龙汤偏偏不是这样。通过刚刚的学习，我们知道这两个汤药的功效并不相同，就连药性寒热都不一样，所以这就挺奇怪的，仲景老师为什么会取这么两个名字呢？这有什么区别呢？

我认有两种解释：第一种认为，这里的"大小"不是指功效的大小，而是指龙的大小。龙的大小？嗯，在中国传统龙文化里，龙是有大有小的。小龙一般只是在地上，如田野河流中活动，就像《易经》乾卦里九二小龙便是"见龙在田"。只有大龙才能在天上飞，所以《易经》乾卦里九五大龙才是"飞龙在天"。因此古代一些医者认为，小青龙汤之所以叫"小"，是说它为一条在人体的田河里（脾土肾水）暖土温水的小龙；而大青龙汤则是一条直接飞天（上焦）、兴云致雨的大龙。就像汪琥老师说的："小青龙汤散水寒，犹龙之翻波逐浪而归海，不比大青龙汤之发汗，犹龙之兴云致雨而升天。曰大曰小，古人命名之义，截然晓畅。"

还有另一种解释，就说这里的大小是指"麻黄"用量的大小。这种解释来自柯琴老师，他在《伤寒来苏集》里是这么说的："夫青龙以发汗名，其方分大小，在麻黄之多寡。"柯琴老师一直是这么严肃认真的老头，这解释相比大龙、小龙的解释就太过认真了，一点儿也不浪漫。不过柯老师是对的，这是做学问，又不是谈恋爱，整天整那么浪漫干什么。

不管这解释是否为仲景原来的意思，大青龙汤中麻黄用了六两，小青龙汤中麻黄只下了三两，这确实是有多寡之别。问题来了，我们说同样是外寒内伤，同样是为了治疗体表的寒邪，为什么大青龙汤用这么多麻黄，小青龙汤却用这么少呢？

原因很简单。关于大青龙汤为什么下这么多麻黄，我们上一论说过了，那是因为同行的石膏寒凉重浊，会阻碍麻黄的升散伟业，所以我们不得不下多一些麻黄来对抗石膏。小青龙汤不用下这么多麻黄的原因，跟这正好相反。小青龙汤里并没有寒浊的石膏，反而是一众充满阳热的药物。阳性皆散，像干姜、细辛这些温热阳药非但不会制约麻黄的发散，还有助于其解表，所以小青龙汤中并不需要那么多麻黄，下多了反而容易过度发汗而伤正气。

同学们，这就是周围都是志同道合的朋友，与周围都是话不投机半句多的敌人的区别。周围都是朋友，你就是一路睡觉他们也能把你抬到终点；周围都是敌人，你就是一路狂飙他们也可能让你一直跑不出起点。

此时此刻，我的身边既没有朋友，也没有敌人，只有一只燕子在阳台上叫唤着，它是特意来和我做朋友的吧？嘿，没有办法，小水牛就是这么人见人爱，鸟见鸟欢。

看那小模样还怪可爱的。你看，它正在抖动身体，一抖、两抖，抖完了我快步走了过来，它一下子就飞走了，公然在花盆上给我留下了两坨冒着热气的新鲜便便，原来它只是过来方便一下而已……

第八论

桂枝加葛根汤——
项背强几几
的火娃

三下五除二，我们就把大青龙汤和小青龙汤一口气讲完了，大家是不是还在消化中？

来，一块儿消化。小水牛跟大家一块儿再来捋一捋整个思路。其实大家要先明确一件事情，那就是不管是什么人，实热病人也好，虚寒病人也好，寒邪到他们体表后，实际上都只干了同样一件事情——外束卫气，郁闭体表。

体表外束，孔窍闭阖，则营血内郁而化热。

大伙儿到现在能够彻底明白"营血内郁化热"这件事情了吧？其实很简单——在我们的体内，如同雾气般的阳气会不断从上焦，由经而络，由络而到皮毛与肉之间的缝隙（这个缝隙有个学名叫"腠理"），然后再源源不断地向外形成营卫。现在皮毛被邪气郁闭住了，这阳气一下子是既不能出，也没法回，所以就统统停在了皮下腠理这个地方，营阳越积越多，人则越来越热。

人得了伤寒后，其实都是这样，皮毛被郁闭住，阳气就开始在皮下郁积化热。这都是相同的，每个人都相同。有没有不同的地方呢？有，你们知道不同的地方是什么吗？

不同的地方，就在于阳气在皮下腠理郁积的速度。

我们都知道，内寒病人体内的阳气萎靡不振，不是很旺盛，对吧？所以你们知道吗？当皮毛被郁闭后，内寒病人体内的阳气就好像那香炉快要燃尽的残烟一样，那真是一点点、慢腾腾地从上焦升出，然后就老老实实地在皮毛的腠理郁积，阳气一直从里流向表。这个时候，体表的寒邪看起来就真的好像会吸啜阳气的吸阳怪一样，皮毛的阳气是越来越多，而人体内的阳气是越来越少，所以里寒的情况不断加剧。

内热病人就不是这样了。我们知道，内热病人体内阳气非常非常多，多到上焦根本就装不下，平时就迫不及待地从皮毛溢散出来，对吧？所以同学们，寒邪没来的时候，皮下的腠理其实就已经挤满了阳火，因此当皮毛被寒邪一闭后，皮下的腠理就会像那上班高峰期突然出口都被关掉的广州地铁站一样，马上挤得"阳泄不通"。因为皮毛一下子被阳热塞满了，这时上焦那热滚滚的阳气反而很难再发散出来，所以只能留在体内。因此，人看起来就真的像一壶烧得正欢的开水被强行封了盖子一样，热全憋在里头，里热的情况迅速恶化。

大家看，寒邪这个伤人的手段是不是很高明？它没有费劲地想着变热变寒，那些热不是它放的火，那些寒也不是它加的冰，它就是将体表皮毛郁闭住了，然后人自动就会热得一塌糊涂或寒得一塌糊涂。事实上，寒邪之所以会让内热的人更热、让内寒的人更寒，就是因为它将体表皮毛郁闭住了。

明白这一点，再来说风邪的事情就很简单了。风邪也会遇热益热、遇寒益寒，为什么呢？因为它跟寒邪一样，也会将人的体表郁闭住。

首先我们再快速地重温一下风邪伤人体表的过程。

每一次风邪杀来的时候，那都像一头横冲直撞的猛兽一样，撕裂开卫气这层盔甲后，就直捣营血。营血在风邪的鼓动下变热，接着外散而出。营血一边外散，一边会给体表送去很多热气，这些热气迅速被苍天之气同化成卫气，所以随着营血外泄，卫气会变得越强。营热是愈泄愈弱，卫气却是越来越强，在某个瞬间，变得强大的卫气就会把所有孔窍都关闭，一把将营血给郁遏在里。这时营血就只能郁闭在里，体表阳热越郁越盛，人便发热。

大家看，到这里就出现了和寒邪伤表时一模一样的结果，卫闭营郁，皮毛闭阖。皮毛这一闭，对于本来内热的人来说，阳气又一窝蜂地憋在内，这又是火山被强制封了口，热不得外散，所以内热病人迅速变热；对于本来内寒的人来说，阳气一点点流散到表，这又是被强行吸了阳，阳不得内敛，所以内寒病人迅速变寒。

因此，风邪和寒邪一样，皆会"热者热之、寒者寒之"。小水牛在这里有个小小的建议，当外感和内伤两种情况混杂在一起时（尤其是到后面情况变得复杂的时候），大家其实是可以将风邪看成是"小寒邪"的。

小寒邪？

对，我们知道风邪不会像寒邪那样，一直把体表郁闭得严严实实，它郁着郁着是会泄开体表的，所以为了简化思想，我们可以把风邪看成小寒邪，就是郁闭得没那么紧的寒邪。这个"小寒邪"也能郁闭体表，但不像寒邪郁闭得那么严实。

因为风邪也会郁闭体表，所以也会"热者热之，寒者寒之"。但因为郁而可泄，它这种热之、寒之的能力，又与寒邪有着一些差别。具体有什么差别，我们下面具体来看，先来看看外风内热的情况。

当普通锅遇见高压锅

我们说过，内热病人，肺胃不收，心火上逆，阳火都争着往上跑，平时就靠着汗孔这些窗户散热，内热才不至于增加得太过夸张。现在风邪杀来了，经过一番折腾，把体表汗孔弄成了一会儿敛一会儿散的样子。虽然不像寒邪那样把路封得死死的，但风邪这么一下敛一下散，也是让病人体内原本就争着往外散的阳火非常难受，说不能出吧倒也能出，说能出吧又不能出个痛快。外散之路变得崎岖难行，不能一次散个痛快的阳火只能无奈地一点点积压在体内，热郁积在内，人迅速变热。

在讲外寒内热的大青龙汤证时，我们说病人就像一口盖着盖子、里边正剧烈沸腾着粥水的锅，对吧？其实外风内热病人现在也是这样一口锅，外边盖着风邪这个盖子，里面也是热汤沸腾。

只不过呢，锅有千百口，口口不相同。

外寒内热病人，这口锅就是一口不锈钢高压锅，盖子盖得严严实实，煮起来里面无比热闹，外面却总像啥事都没有一样，完全不冒出来一点儿热气。而外风内热病人就是一口盖子随拿随放、盖得不是完全严实的普通锅，煮起粥来动静超大，咕噜咕噜地响，热气老能往外冒，沸到最厉害的时候，里面的粥还可能会直接掀翻盖子沸出来，粥水沸得满厨房都是。

说到这儿，我想问大家一个很专业的问题，盖子盖得很紧的不锈钢高压锅和盖子就是往上一放的普通锅，哪种锅煮东西煮得更快一些？

怎么样，这个问题是不是很专业？

不会吧，真的答不上来？嘿，合着大家都不煮饭呀。都说人活一张口，这张口从没有尝过自己用汗水做的饭菜，那得多遗憾呀。这会儿再学可能有点来不及了，要不你们问问现在在厨房里忙进忙出的妈妈吧。算了，不要去烦她，她这一天也够累的，还是让我这个三流的厨子来告诉你们吧。

单论煮东西快慢，那么咱们的厨房里应该没有比高压锅更快的了。用普通的锅煮粥可能得大半个小时才熟，而用高压锅这个不锈钢的家伙可能就需要十来分钟，好不好吃是另外一回事，但这高压锅是真快。那么为什么高压锅能这么快煮熟食物呢？

其实很简单，我们不讲什么沸点和压强的东西，那都太专业了。高压锅煮饭快的本质其实就是锅盖封闭得严，整个就一密闭的空间，几乎不向外泄气，所以下边炉火给了多少热量，就有多少热量留在锅里面。锅里能量增加得很多，温度升得也很快，自然饭就熟得快。而普通的锅煮饭比较慢，就是因为盖子盖得没那么严实，里头的热量总会往外散，这就导致锅里的热量增加得没那么快，温度升得也没那么快。

所以同学们，同样是外邪郁闭内热，但外寒内热病人，体内的阳热会郁积得特别特别快，人化热的速度也会特别特别夸张。相比而言，外风内热病人，体内阳热郁积得就没那么快，人化热的速度也不会那么夸张。这应该很好理解吧？一个是完全不能透热的"高压锅"（外寒内热证），一个是还可以透热的"普通锅"（外风内热证），当然完全不透的要热得更快些。

这个问题弄明白了，我们下面再来说一个问题。还是关于这两个锅的问题，请问用高压锅和普通锅，用哪个锅煮粥更容易煮糊了？

对于轻易不出手、一出手就可能会把厨房点着的大伙儿来说，这问题是不是就很简单了，哈哈。我相信难不倒大家，因为答案显而易见，那自然是普通的锅容易煮糊东西。因为这锅在煮的时候，太容易往外冒水蒸气了，所以锅里的水分很容易烧干，一烧干里面的粥米就会烧焦、烧糊。相对来说，用高压锅就基本很难煮糊东西，因为我们说了，它基本不往外冒气，所以水分不容易耗干，煮久了，最多就是煮成一锅烂粥，不至于煮糊了。

同学们，这也就是外寒内热证和外风内热证另一个不同的地方。因为寒邪紧紧束闭在表，人不会流汗，所以津液流失得比较少，病人体内的这种热就像又桑拿房里的那种热一样，充满水蒸气又充满热量，又湿又热，这就是传说中的"湿热"；而我们说了风邪杀到体表的时候，人是会流汗的，所以相对这津液流失得就比较多、比较容易，人体内的阳火就像沙漠烈日一般，会把人体内烤得又干又热，这就是传说中的"燥热"。

因此呢，综合来看：外寒内热病人，热的速度比较快，热的程度比较夸张；而外风内热病人，热的速度没那么快，但津液流失的程度比较夸张。更简单地说，外寒内热病人更容易"热死"，而外风内热的病人更容易"干死"。至于哪种更可怕呢？要我说呢，这就没什么好比的了，因为都是会死人的。

表风遇内热——津液的作用

　　说到津液流失、"干死"这些词，大家是不是感触不太深？可以理解，毕竟我们好像总是更重视阳气一点儿。在介绍圆运动时，我们首先就介绍了阴阳的概念，说这世间包括人在内，所有的所有其实都是由阴和阳组成的，然后我们就噼里啪啦地讲了一大段阳气的作用，什么温暖、供能、运动等。而说到阴质时，就只说了一句它能滋养皮毛肌肉、润滑经络孔窍，确实这可能会让大家觉得阴质、津液这东西并不是那么重要。

　　但同学们，事实并不是这样的。大家发现没有，这个世界上越说不上哪里重要的东西往往越重要。你们看，空气、水、爱呀，这些东西是不是就是这样。平时你拥有的时候，可能永远说不上它们有什么好，可一旦没了，你就知道，原来它们重要得我们不能失去，一失去几乎就活不成了。

　　当然阴质、津液倒也没有说就比阳气、能量要重要，只不过没有了它，我们要想好好活下去，也是够呛。不信，我们今天就借外风内热证这机会来看看，没有了津液，人会怎样。

　　病人体内这把加速燃烧的烈火正在上焦疯狂地烤着津液，咽喉的津液很容易干涸，因此人会口渴，就像《医碥》说的："水虚火炎，燥热之甚。"口渴，这事可能吓不倒你们，对吧？口渴就喝水呗，有啥大不了。好，我们继续看。

　　烈火把润泽在表面的津液烤干后，就会往里烤藏在更深处的津液。等一下，大家应该知道津液有浅层的津液和里层的津液吧。

平时我们老说津液、津液，其实"津液"是一个统称，流洒在各种脏器最表浅、质地清稀、流动性较大的叫"津"，灌注于各种脏器里边、质地浓稠、流动性较小的叫"液"。举个例子，我们杀一头猪，取一热乎乎的骨头出来，那骨头表面有点黏有点滑的就是"津"，而把骨头敲碎后那里头稠乎乎的现在叫骨髓的东西就是"液"。正如《灵枢·五癃津液别》所说："津液各走其道，故三焦出气，以温肌肉，充皮肤，为其津；其流而不行者，为液。"一下整不明白也没关系，先明白一个是在浅表，一个是在里面就行。

津在最表，当然就最先被烤，等烤完了后，烈火就会对里头的液下手。这一下子就把同样是在上焦的经络里边的血液给烤了。血液一伤，原本柔和的经络就会跟烤牛筋一样变得干硬，经络失去柔和，这些经络牵引的脖子、背部就不能再自如地转动，一动起来会疼痛僵硬，这就是所谓的"项背强几几"。大体感觉就跟我们平时睡觉睡得不好，脖子歪了的"落枕"差不多。说到这儿，大伙儿是不是觉得也没啥大不了。落枕而已，也不是很大问题嘛。好，那我们继续。

当烈火把上焦祸害得差不多时，接着就会蔓延到躯体、四肢去。同样，看到那里的津液它们也会疯狂地灼烤，这一烤，就轮到了躯体和四肢的经络被烤得坚硬不舒了。只见人从脖子、背部不能柔和转动，变成了全身四肢不能正常转动，人接着甚至会出现全身抽搐、角弓反张、斜视目瞪，这就成了"热痉挛"。

到这儿还觉得无所谓？天呀，你们的心肯定是鲨鱼做的，这也忒大了吧。你们可知道，如果到这儿还不赶紧治疗，接下来会发生什么事情吗？朋友们，下面的事情一旦发生了，那后果可是神仙来了也恢复不了的，绝不是吓唬你们，那造成的结果可是要用一辈子来接受的。

问你们，这烈火接下来会烧什么东西？

没有什么东西可以烧了，表面的、里面的津液全糟蹋干净了，下面就只能拿阴体下手了。阴体？什么是阴体？

《景岳全书》曰："夫形，阴也；神气，阳也。"人的躯体、器官、组织、皮毛等这些有形之体都是阴体。烈火把流动的津液烧干后，接着就会像烧烤一样，直接把我们的眼睛、耳朵、肌肉当成烤肉来烤。同学们，不开玩笑，当情况发展到这一步，一切会进展得非常非常快，哪里的津液先被烧干，烈火就对那里的器官下手。

大家平时别看我们的各种器官都特别精致、特别高级，这一烧起来那就跟当年大火一夜烧了阿房宫一样，不用多久就会把器官烧得面目全非，烧成"破铜烂铁"。速度到底有多快呢？说个最真实的例子吧。当年我，小水牛出生没几个月，就得了一场高烧，烧了三天三夜，到第三夜晚上突然全身抽筋（同学们，这就是烈火烧干经络的津液，马上要对器官下手的前兆），家里人吓坏了，赶紧抱去医院急救，从家到医院再到抢救就用了一个小时，你们猜猜就这一个小时，这把凶残的火，烧掉了我身上哪个部位？

同学们，一条右腿，整整一大条右腿，把里边的肌肉、经络全烧萎缩了，所以我从出生三个月，不，应该是从出生开始就完全不曾拥有过奔跑的能力和资格，没想到吧？坐在这儿跟大家侃大山的水牛，竟然是一个跑不了的瘸子，嘿嘿。不过这都不重要啦，大家看，就短短一个小时，烈火就能烧掉一条腿，你们看这速度有多吓人。

当然还有更吓人的，那就是死亡了。这火烧得没东西可烧了，就会一哄而出，人便会阳尽而死。

到这儿，大家应该能感受到，津液受伤，阴质受伤，有多可怕了吧？所以呀，遇到外风内热，都要早点儿治疗，别以为就一口渴、发热，没什么好大惊小怪的，有些代价我们是给不起的，因为有些伤痕落下了那就会是永远。

那要怎么治呢？说到治疗，那就好办多了。我们说外寒内热的大青龙汤证的治疗，是要揭开外面的盖子（寒邪），接着淋一勺凉水下去（清热）；我们也说了，外风内热病人，现在也是这么一口盖着盖子、里边热雾沸腾的锅，虽然锅的盖子不太一样，但那也是可以用这个方法来治疗的。问题来了，反正都是"揭盖淋水"，那能不能用大青龙汤来治疗外风内热证呢？

答案是不能。里边清热的方法倒没什么所谓，关键是大青龙汤用的是散寒的麻黄，而这里要散的是风邪。如果用大青龙汤治外风内热病人，那么这就犯了"伤风汗出不能下麻黄汤"的禁忌。

我们好像没有说过这个禁忌，只说了伤寒不能用桂枝汤，对吧？好，那大家再给我点儿时间，我们把这个内容补说一下。

我们说了伤风病人，他不是高压锅，他的体表不是闭得很严实的，所以要把这在体表闹不和的旧营卫赶走是很容易的，不需要很大劲，用桂枝轻轻一推，就能把风邪散到天上去。这个时候如果用了麻黄，那就太可怕了，发汗力度太强，会把很多正气、津液都给白白浪费掉。如果这病人本来体内津液就不多，好在还没多大问题，被你这么发汗，彻底弄成了"山穷水尽"，人反而会抽起筋来，就像汪琥老师说的："以病本汗出，复大发其汗，汗多亡阳，津液枯少，故见厥逆、筋惕肉瞤也。"

因此，伤风流汗是不能用麻黄汤来解表的，外风内热也是不能用大青龙汤来治疗的。大家要记住，大青龙汤中麻黄可是用了六两，而外风内热病人的津液是很可能损失殆尽的。这一用，后果可是不得了的。那么，外风内热病人到底该怎么治呢？有请桂枝加葛根汤。

桂枝加葛根汤

桂枝二两　芍药二两　甘草二两，炙　大枣十二枚

生姜三两，切　葛根四两

上六味，以水一斗，先煮葛根，减二升，去上沫，内诸药，煮取三升，去滓，温服一升。覆取微似汗，不须啜粥。

桂枝、生姜辛温发散，解肌祛风；芍药清泄营血之热；大枣、甘草，培复正气；葛根清火生津。

桂枝加葛根汤，跟大青龙汤那就是同门师兄弟，两者的功夫都是一派的，都是外散邪气、内清燥火。

桂枝、芍药、甘草、大枣、生姜，医圣在这里用上了完完整整的桂枝汤。他有两个目的：第一当然就是外散风邪，就是因为风邪郁闭在表，才造成人一边迅速变热，一边迅速干燥，所以得赶紧把风邪散走；第二个目的就是不仅想散风邪，而且还想把这

事尽可能做到完美。

我们说过，滋阴和阳、敛散皆备的桂枝汤就是一剂追着完美去的汤药，它能尽可能做到尽散邪气而不伤一滴正气。这个特性用在这儿就正合适。因为我们说了，外风内热病人很容易发展成燥热津液干涸之象。物以稀为贵，人体内现在的每一滴津液都弥足珍贵，不容有失，所以用整剂桂枝汤，是为了把风邪散走的同时，尽量保全津液。

另外大家注意到没有，在桂枝加葛根汤的后面，仲景老师特意叮嘱我们"覆取微似汗，不须啜粥"。他老人家说喝了汤药，赶紧去盖被子取点汗就行，不需要再喝热粥了。挺有意思的，我们知道喝热粥可是桂枝汤点睛之处。桂枝汤因为处处力求完美，反而使得最重要的发汗之力不太够，所以得在最后来碗热粥助药力。这里不是要追求完美吗？为什么却不让人喝热粥呢？

原因也是有两点：一是不需要，因为病人现在不是单纯的伤风，其体内现在有大量阳火，这些阳火平时就在琢磨着怎么外散，所以治疗这种病人不需要太大的发散之力，只需要那么一点点，再加上阳火本身的发散之力，就可以彻底把毛孔都打开，所以单用桂枝就够了。第二，那就又是为了保护津液，怕喝了热粥，发汗太过，再把津液给伤了。

所以绕来绕去，其实就都是为了在尽量保护津液的前提下，完成解肌散风的工作。仲景在这里把桂枝的量由三两削减为二两，同样也是为此。所以大家在治疗外风内热病人时，一定要有意识地关注体内的津液。治疗单纯的伤风证，马虎一点儿让人多流了一些汗，那也就算了；可治疗外风内热病人，就真的要尽量做到"取微似汗"了，不然还是那句话，有些后果不是我们承担得起的呀。

除了桂枝汤外，剩下的就是"葛根"了。性凉味甘的葛根，可以说是这药汤的灵魂。仲景在这里用它，而不用石膏之类，是因为葛根有在清热之时能速回津液的特性。葛根除了清热外，能迅速回补上焦失去的津液。为什么葛根能迅速补充上焦的津液呢？

原因也是有两点（今天好像很多"两点"哦，这是为什么呢？嘿，谁知道呢，有缘千里来相会？告诉大家，小水牛现在写这些字的时候，也是下午两点，你说巧不巧，哈哈）：第一点，葛根秉天秋平之金气而生，自身就充满了阴水，就像知母一样，自己就可以到上焦织云化雨。第二点就厉害了，可以说就是凭借这点葛根才在整个"滋阴界"脱颖而出，被医圣选中的，这一点就是葛根能"起阴气"。什么是起阴气呢？

简单地说，就是葛根除了自己能滋补外，它还能够跑到下面脾土去，把那由肾水走来的阴水给拽到上焦来，就好像一阵龙卷风把海里的水给卷席到天上去一样，所以叫"起阴气"。正如《本经疏证》里说的："是其（葛根）由胃入脾，遂拽脾阴以至肺，阴阳并至，津气兼升，故《本经》特书其功曰起阴气。"大家能想象到吗？一阵风把大海里的水卷席到天空，这天空一下得有多少水气，这下的雨得多大。所以葛根在人上焦下的雨，那就不是一般可以比的，人家是绵绵细雨，这可以说就是大暴雨，冷不冷不敢说，那水量、那津液是着实多。

另外偷偷告诉大家，葛根就因为这特别能滋补津液的特性，常常作为主药，被用在了阴虚型糖尿病病人身上，效果最理想的就是葛根山药丸。

既能发汗解风，又能清热生津，桂枝加葛根汤一喝，风邪即散，人体内的阳气再不会内郁而旺。葛根在体内卷席出一场特大雨，将火热一下都浇灭，雨水打在那即将干焦的经络、肌肉、器官上，就像落入了龟裂的土地上一样，一下子就让整个大地重新变得滋润。

外风得解，内热得清，外风内热之症瞬间瓦解，一切又都回到了正常的轨道上。体表营卫相合，体内上焦的热雾心火在肺金的清敛下，又化成雨哗啦啦地下了起来。各种热象顿消，火灭津回，津枯火烈烧身之凶象一扫而去。

天下由来轻两臂

今天的最后，我想再说几句，就几句。今天说到小水牛打小就毁了一条腿，大家是不是挺意外的。其实这也是我第一次公开说这个事情。意外是可以理解的，因为这不是随随便便哪个人都有机会碰上的事。但意外归意外，可千万不要觉得我可怜哈，我最怕人可怜我了，因为我总觉得人只有在认为这个人可悲的情况下，才会对他心生怜悯。

关键这也没啥好可怜的，天下由来轻两臂，一个男子汉大丈夫，多一条健康的腿和少一条健康的腿，又有什么所谓，何必斤斤计较。更何况我就是一头牛，一头光吃草却也不挤奶的牛，咱又不是一匹马，能不能跑又有什么所谓呢？所以大家完全不必在意这事儿，不必可怜、不必感叹、不必惊讶，除了爱之外，也不必想着非得要给我整点啥，我啥也不缺。

最后说真的，如果可以，请大家能多关注那些身体或者心理，有这样、那样，反正是一辈子抹不去伤痕的那些人（我除外，因为我已经够幸运的了）。

我始终坚信，这个世界最简单也是最复杂的爱就是"一视同仁"。我希望大家可以一视同仁，不必特殊对待，只赋予他们普通人所拥有的那些种种机会就行。他们可能有的眼睛看不到，有的腿走不了，有的脑子不太灵光，但请给他们机会去展示自己，不要连机会都不给就直接说人家不行。即便有的时候看起来，那根本就是天方夜谭，就像耳朵听不到任何声音的贝多芬跟你说他想弹钢琴；就像坐在轮椅、只有三根手指能活动的霍金跟你说他想成为震古烁今的物理大家；就像患了小儿麻痹症的雷吉米勒向你要个机会去打篮球一样。

朋友们，你们知道吗，没有经历过绝望，是永远无法体会到绝望那股力量有多强大的。那力量有时候能直接摧毁一个人的一生，有时候却也会一步步带那个人走向奇迹。所以，大家愿意给奇迹之花一个重新绽放的机会吗？就一个机会，一个一视同仁的机会，一个你们过去、现在、以后都会拥有的机会吗？

　　答应我，说我愿意，好吗？

五苓散——人为什么要喝水

外风内寒——会吐阳的吸阳怪

说完外风内热证，下面我们再来看看外风内寒的情况。

我们说过，内寒病人，体内是水寒土湿，肾阳不旺，脾阳不振，平时如果省着点儿用，那靠着下焦升腾上来的这点儿稀疏的阳气勉勉强强能支撑着过下去。现在风邪杀来了，这一来就把皮毛束闭住，一下就把流经体表的阳气全给扣下了。阳气从体内来到体表后，全被风邪给留下了，不让回去，体内原本就捉襟见肘的阳气迅速向体表聚拢。阳气外郁，里阳亏虚，人迅速化寒。

在讲外寒内寒的小青龙汤证时，我们说寒邪郁闭体表，将阳气都聚拢在皮毛，所以它很像在体表大口大口地吸体内阳气的吸阳怪，对吧？按照这个说法呢，那风邪现在也可以说是一个吸阳怪，因为它也会郁闭体表，也会郁积阳气，也会把阳气给"吸"到体表来。同样，它也会让原本阳虚的病人迅速变寒。

只不过，虽然都是吸阳怪，但这妖怪和妖怪之间好像还不太一样。

我们知道寒邪来到体表后，是将皮毛郁闭得严严实实的。皮毛一直郁闭，从里跑出来的阳气便一直郁积在表，所以寒邪这吸阳怪是像那杀红了眼的吸血鬼一样，"咬"到人之后，就一个劲儿地将阳气吸到体表，一刻也不停。

风邪来到体表后，虽然也会闭阖皮毛，也会郁遏阳气，但我们知道，风邪并不会一直郁闭皮毛，它闭着闭着会散开。这一散，皮毛就不再郁遏阳气，所以风邪这吸阳怪，不会像寒邪那样一个劲儿地"吸"个不停，它更是像在村口跷着二郎腿、拿着根烟筒吸烟的老大爷一样，是有事没事就嘬上两口，然后再优哉游哉地往外吐。问大家一个问题，就这两种工作态度，哪一种吸阳的速度更快？

答案很明显，当然是杀红眼、一口吸到底的寒邪吸阳的速度更快，对吧？所以同学们，同样是外邪郁闭内寒，但外寒内寒病人，阳气向外聚拢的速度比较快，体内阳气少得比较快，因此人化寒的速度更快、更吓人。而外风内寒病人，人体内阳气向外聚拢得比较慢，所以人化寒的速度也没那么吓人。

不过今天这个事情，并不是只有谁寒得快、谁寒得慢这么简单的。大伙儿刚刚注意到没有，我们说风邪是像那村口吸烟的大爷一样，没事就往我们身上吸两口，然后再往外吐。大家注意了，风邪可不仅会"吸"，还会"吐"。这点大家能理解吧？这是我们过去反复提到的——当风邪束闭在体表时，阳热的营血会郁积而热，但这营血并不会一直内闭，它越郁越盛，越郁越热，最终会泄开卫气，化作一场汗流出来。也就是说阳气一边郁闭在皮毛，一边会涌泄出来。如果还用吸血鬼来比喻的话，那就相当于风邪这吸血鬼，是一边把我们的阳气从体内"吸"到体表，然后接着直接吸出体外，张嘴往外喷出来。

这是寒邪没有的，寒邪是把体表闭得严严实实，无论表阳如何化热，它始终都是一夫当关万夫莫开，不让人外流一滴汗，不让人外溜一丝阳，它就只管郁闭阳气，虽然郁闭的速度怪吓人的，但寒邪这吸血鬼就是吸，未曾往外喷过哪怕一口血，它甚至都没有把血吸进自己的嘴巴，整个过程就是一直把阳气从体内吸到体表而已。同学们，这就是外寒内寒证与外风内寒证另一个不同的地方。什么不同的地方呢？那就是外风内寒病人身上的阳气会以汗的形式一批批流失掉，会造成阳气真真正正地损失，而外寒内寒病人则完全不会发生这种事情。

大家是不是想问，阳气真正损失了又怎样？

是这样的，你们知道吗？如果阳气没有离开人体，那么一切都好说，即便都游荡在体表，但等外邪一解，它们是可以一点点重新回到体内去，重新去暖水燥土的。可是阳气如果是真正流出体外，那就跟泼出去的水一样，无论如何是回不来的。

因此呢，综合来说，原本内寒阳虚的病人，无论遇上寒邪还是风邪，内寒的情况都会马上迅速加重。不同的是，如果是被寒邪所伤，那人寒的速度会更快，寒的程度会更夸张；而如果感伤的是风邪，那人寒的速度就没那么快，但这人会像一个破了的气球一样，里面的阳气会真正一点点地泄掉。用专业术语说，外寒内寒病人更容易"寒极而死"，而外风内寒病人则更容易"阳尽而亡"。

人为什么要喝水

说到阳气流失，阳尽而亡，大家是不是一下子就比较紧张、比较担心了？这可以理解，所谓"阳气者若天与日"，这若天与日的阳气对于人来说确实很重要。我们也说过，像温暖、运动、呼吸、心跳、思考等各项生理、生命活动都依赖着阳气。过去我们也具体讲了一些阳气的作用，今天再来说一个很重要的作用，那就是"阳气蒸化水"的作用。

在说这个作用之前，咱们先跳出外风内寒这个话题，来聊一件很有意思的事情，咱们来单纯聊聊"水"，好不好？我们知道水很重要，人每天都要喝水，有事没事就得拿着杯子往肚子里灌水，离了水就活不了。那大家有没有想过，人为什么要喝水？

有没有认真想过这个问题，人为什么要喝水？这水不咸不甜的，为什么人就离不开它？我们之前也说了，谷物通过磨化后即能给人体补充阳气和阴质，按道理阴阳皆补，人只要有谷物就够了，可为什么还得要喝水，而且非喝不可，这水到底有着什么样的作用呢？

是不是没有想过这个问题，只知道口渴了就喝水，喝了就不口渴。你说巧不巧，上一论我们才刚刚说了"这个世界上越说不出哪里重要的东西往往越重要"，你们看，是不是就马上印证了这句话。

不过答不上这个问题，一点儿也不怪大家。因为你们知道吗，我们等会儿很可能会成为历史上第一批正儿八经在中医领域下探讨这个问题的人。真的，在小水牛肤浅地认识里，历史上似乎还没有人正儿八经用中医思维解释过"人为什么要喝水"这个问题。为什么会这样子呢？我猜，绝不是因为没人懂，懂得人很多，而是因为这问题太大了，多大呢？大到要从整个宇宙生命的起源说起，你们说大不大？所以就问大家一句，今天咱们想不想，不，应该是敢不敢来直面这个问题？

首先声明，我不敢！

哈哈，开玩笑的，小水牛啥也没有，空剩一副牛胆，有啥不敢的。只不过待会儿说得不好，大伙儿一定要多担待哈。

既然这个问题这么大，那我们不妨就全面扯开来说，怎么扯呢？换个问题来扯——我们在一开始学习圆运动时，说我们每个人，生命最初的模样，就是一团阴阳未判的祖气，是这团祖气一点点发育成了整个人，对吧？那你们知道，人的这团祖气是怎么来的吗？

不知道？嘿，怎么可能不知道，这还能怎么来，那就是一男一女待在一块儿，做那爱做的事情做出来的呀。男女相交，男的提供先天之阳，女的提供先天之阴，阴阳交接，合成祖气，变化为子，就像《医宗金鉴》所说："至期男女媾，其先天真气，后天精血，阴阳会和，乃能有子也。"

不要害羞，爱不仅是说出来的，更是做出来的，要不然怎么会管孩子叫爱的结晶呢？而且这也没啥好害羞的，并不是只有人这样，这个世界上所有的生命，最初都是天地阴阳氤氲而来的，像《易经》说的："天地氤氲，万物化醇。男女构精，万物化生。"

同学们，生命的本质就是一团相交的阴阳，而所有生命追根溯源就是由天地的阴阳交合形成的，用彭子益老师的话说就是"天地万物，经过阴阳交合成了中气之后，便成生物个体"。

但你们知道吗？天地的阴阳其实是没那么容易相交的。

阴阳自己想不想相交，这不好说。但我们都知道，阳性炎上，阴性亲下，所以如果这个世界上只有阴阳，那么它们是不会相交的。阳会一窝蜂地跑到上面去，阴则会全部聚到下面来，它们是走不到一块儿去的。

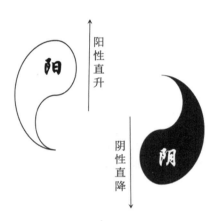

阳性直升

阴性直降

阴阳未交，寂兮寥兮

大家不要看生活中阴阳相交的现象很多，你们知道吗？就目前科学家所探索到的所有消息来看，整个宇宙中恐怕只有我们地球上的阴阳是相交的。换句话说，阴阳不交其实是一种常态，就是因为阳升阴降的本性。

远的不说，就拿离我们最近的月球来说，月球上同样有太阳光照射进去，月球上也有石头、各种物质、各种元素，很明显它也是有阴有阳的，但月球上的阴阳就是不相交的。来源于太阳的阳气照射到月球表面后，随即就直接往上升，而月球上面的阴质一直沉降在下，阴阳根本就没法走到一块儿。阴阳不交，也就不会形成阴阳混沌不分的祖气，自然也就产生不了生命。这也就是科学家在月球、火星上找到了氢、碳、氧、氮等种种可以构成生命的元素，却无论如何都找不到任何生命体，哪怕是一个最简单的细胞体的原因。

因为阳升阴降的本性，阴阳本身是走不到一块儿去的，所以要想它们相交，就必须有一个可以让它们凑到一块儿的媒介，就像天各一方的男孩、女孩，要走到一块儿得需要一个媒婆一样。那么有没有这样一个可以让阴阳得以相交氤氲的"媒婆"呢？很荣幸地告诉大家，有。而且只有我们地球上有，这个媒婆就是"水"。

水可以说是阴阳之间、五行之外的物体，它有一个很特别的地方，遇热能化气而升，遇冷能凝液而降，它跟直升、直降的阴阳不一样，是既能升又能降的。因为又能升又能降，所以水能够周旋在阴阳之间，成为交通阴阳的媒介。

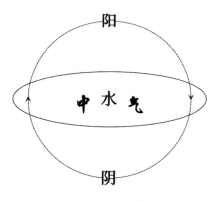

阴阳相交，万物化生

我们常常管男女相会之事叫云雨之事，对吧？其实这不能算云雨，水给阴阳带来的那才是真正的一番云雨。

水受热化成水蒸气往上腾，腾到了天际遇冷会凝化成小雨滴，雨水一边滴滴地下，一边就顺带把天上的阳气给承载在里面，然后把它带了下来。天之阳气因雨而下走，这就是传说中的"天气下为雨"。

雨水冲刷到大地，便一下子覆盖了地表上的所有阴质，阴质不断被溶解在雨水中，然后随着水受热而升，便一块儿往上升而为云。地之阴气化云而上走，这就是传说中的"地气上为云"。

水通过升云降雨，让天上的阳气升极可降，让地下的阴质降极可升。阳升而能降，阴降而能升，这样通过水这一番云雨，阴阳便能在天地之间交合到一块。这一交合就在天地之间（地面之际）形成了一大团阴阳混茫不分的中气。这团中气接着就化生为地球上的种种生命，正如彭子益老师说的："纯阳无气，纯阴无气，阴阳交合，乃能成气。大气者，阴阳已经交合之气。阴阳交合之中点，称曰中气。中气者，生物生命之所出，而密不于地面之际的也。"大家能听得懂吗？阴阳本身是不相交的，必须要依赖水这个可升可降的媒介才能交到一块儿去。有相交，才有中气，这也才有了生命，这就是水被称为生命之源的原因，这也是现代科学家努力想在宇宙中其他地方找到水的原因。有水就意味着阴阳可以相交，也就意味着很可能有生命。不过很可惜，至今为止，除了地球，人们还没有在别的地方发现哪怕一滴水。

天地阴阳在水的周旋下，相交于地面之际形成一大团中气，从本质看，地球上所有的生命都是由这团中气变化而来的。就拿我们人来说，我们每个人其实就是从这一大团祖气中独立出来的一小团阴阳。地球这团中气就像一个大面团，我们就是从那上面扒拉出来的一个小疙瘩。这一小疙瘩里面的阴阳，通过升降化生出一片独立的

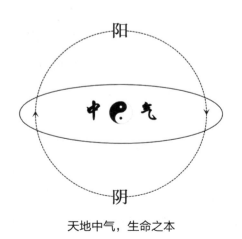

天地中气，生命之本

天地，一点点变成了我们现在这个个体。总有一天，我们这方独立的小天地会彻底毁灭，里面的阴阳便重新回到地球这大团中气里，这就是生与死的本质。大家能理解这意思吗？从地球这团中气独立成个体，那就是生；回去融入中气里，那就是死。生死其实就是这么简单，就跟掐面团似的。

所以小水牛不才，我总觉得人生不必过分较真，也不必过分计较生死。不用因为死亡而难过，当你因为呱呱落地的新生儿而欢喜时，就应该坦然笑着死去。道理很简单，地球上的水就那么多，形成的中气也只有那么多，你不死，我也不死，大家都把这团面团分完了、占完了，那以后哪还有中气可以化生新生命呀？所以人都得死，不能老霸占着自己这小团疙瘩不放，得回到天地间，重新被按扁捏成新的形状、新的生命，要不然这个世界就不会有新生命诞生。所谓"有生必有死，有死必有生，生死有轮回，不死则不生，不生则不死也"。

从某种角度看，生命其实是无所谓生、无所谓死的。我们死了，我们人体这团阴阳回到天地间去，融入天地的中气去，接着再重新变成新的生命。所以我们其实是不会死的，所谓的死只不过是换了一种形式活着而已。

天地之间的这团中气就那么多，人死了，现在属于人的这团小中气、这点阴阳就归还给天地，然后这一小团中气通过运转它会化生为新的生命，可能变成一只猪，可能变成一头牛，也可能变成一棵小草，也很可能跟这辈子最心爱的另一半的那团中气合在一块变成一棵情人树。然后等这些猪、牛、树死了，那这些生命的中气就又回到天地之间，然后通过运转接着变成别的生命。所以大家看，生命是不是生生不息、一直延续下去的？其实就是这样，死亡并不是生命的终点，而只是下一段生命的起点，就像禅宗六祖慧能大师说的："何期自性，本自清净；何期自性，本不生灭。"

怎么样？是不是一下子就看淡了生死，是不是一下子就全释然了？不是我说，你们是没早遇到小水牛，要是早遇到小水牛，你们早就能够释然了，哈哈。

"死是一件不必急于求成的事"，下面我们还是先努努力把生的问题整得更明白点。

《素灵微蕴》云："太真剖判，离而为两，各有专精，是名阴阳。清阳升天，浊阴归地；升天成象，降地成形；清则气化，浊则质生。"生命是天地中气里面独立出来的一小团阴阳，这团阴阳不会一直混沌在一块儿，它们会像从种子里冒出的新芽一样，从里面升降出来，清阳升天，浊阴归地，形成一方独立的小天地，然后再一点点化气、生质，生长为各自该有的样子。当生命的这团中气开始成长时，就出现了一个问题：阴阳虽然顺着本性运动了，但在整个过程中，阴阳得始终保持氤氲相交的状态，否则这个生命体瞬间就会死掉，因为"独阳不能生、独阴不能成"。同样的问题又一次出现了，阳只懂得升，阴只懂得降，如何能让它们保持相交呢？这时候是不是又得需要一个媒婆来让它们走到一块儿？这个媒婆是谁呢？还能有谁，就只有水呀。所以同学们，这就是所有生命在生长过程中都离不开水的原因，自然这也是我们人离不开水，每天都要喝水的原因。

我们之前一直说人体内的生命体系是阴阳圆运动，是吧？其实这个圆运动一直就是以人有喝水的前提来说的。如果没有喝水，其实人体内的阴阳是成不了圆运动的。不喝水，心火不会是一片阳热的云雾，而会是一群燥烈的热气；不喝水，胃阴不会是一缕清泉，而会是一大团黏稠的液体；不喝水，肾水也不会是一湾温泉，而会是一片迂腐的沼泽地。不喝水，我们体内就会跟那灭绝生气的火星一样，阳一个劲儿地升，阴一个劲儿地降，阴阳天各一方，不久也就魂飞魄散了。所以讲到这，大家该知道我们除了吃饭外，还一定要喝水的原因了吧？

很简单，其实就是一句话——因为我们需要水来让阴阳氤氲相交。

当我们去看病时，无论什么病，医生总会让我们多喝水，真正的原因就是水可以交通阴阳。我们知道人只要一生病，肯定就是圆运动转着转着出了问题，圆运动出问题本质就是阴阳不能正常相交，所以无论什么病，只要喝点儿水，水促进阴阳相交，各种不适便能暂时缓解。以后身体不舒服，听到男朋友跟你说"多喝水"时，不要急着生气，姐妹们，这句"多喝水"可是有很大的智慧的。当然你也可以问他，为什么要多喝水？他如果真能答上来，那不得了，这男朋友还不错。如果他答不上来，嘿，那就好玩了，答应我，千万不要放过他，他很可能是在敷衍你，嘿嘿……

水入于胃，脾阳蒸动

好啦，今天的重点来了，我们扯了这么多，也算扯出答案了。人喝水是因为阴阳相交需要水，那么这水在我们的体内具体是怎么交通阴阳的，它是一喝进肚子就开始交通阴阳吗？来，我们从水喝进肚子开始说起。

《伤寒说意》云："水入于胃，脾阳蒸动，化为雾气，以归于肺。肺气清降，化为雨露，而归膀胱，所谓气化也。"

不管是慢条斯理也好，还是喉咙快速滚动也好，人张口喝的水，咕噜咕噜就会进入胃。不过同学们，这被我们喝进胃里的水，并不是马上就能沟通阴阳的，它们跟谷物需要被运化一样，得先经过一个气化的过程才行。怎么个气化法呢？

是这样的，所谓"水入于胃，脾阳蒸动"，水进入胃之后，从下赶来的脾阳就马上过来蒸化，脾阳蒸化胃里的水，那就跟我们生活中起火烧水一样，脾阳将水蒸煮得沸腾，水就变成一缕缕如雾气般的水气直升到上焦心肺之处。这还没有完，升腾到上焦的水蒸气接着受肺吸进来的苍天清凉之气的凉化，重新凝结成水滴。水从受脾阳的蒸动，再到上焦受肺金的凉化，经过了一个由水化气再由气重新变成水的过程，

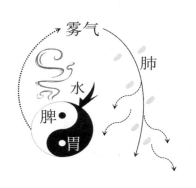

水的气化过程

这个过程就是水的气化。

如果这整个水的气化过程能一直有序地进行下去，而且人也一直有喝水的话，那么人的中焦就会有水蒸气源源地往上腾，然后这些水蒸气在上焦也会源源不断变成雾露雨滴，这雨滴不断地从上飘洒而落，润泽各个经络、脏腑，就像那水帘般的瀑布一样一直润洗着我们的喉咙、口舌，这便让人喉湿舌润，人则不感觉口渴，这就是水可解渴的原因。

不过重点是，经过了这么一个气化的过程，水下面就可以正式开始交通阴阳了，它是怎么交通阴阳的呢？具体是这样的，在上焦遇冷凝成液滴的水，哗啦啦地往下落，这在下落的过程中就顺手把同在上的阳气给承载在了里头，这水浇灌了肺金，淋洒了胃阴，一路湿淋淋地下到肾脏。这么一来，上焦的阳气就从九天之上被带到了下焦。从上降洒而落的水来到肾脏后，便和肾中各种精微阴质融合到了一起，接着在阳根的蒸化下，一块儿化气上行，这气温暖了肝木，和煦了脾阳，一路气昂昂地上到了心脏。这么一来，下焦的阴质就从九地之下被带到了上焦。

大家看，还是一样，还是通过化云降雨的形式，水让阳气能够升极而下，让阴质能够降极而上，阴升阳降，阴阳在水的交通下，随着云雨交融到一块，就这么不停地转动了起来。

大家发现没有，今天小水牛就一直在讲水的重要性，什么天地阴阳交泰需要水，什么人体阴阳交融需要水，把水说得多重要，可是却没有说过一句劝大伙儿多喝水、喝好水的话。是不是有点儿奇怪，这水如此重要，为什么我却没有让大伙儿去喝水呢？

　　因为这事压根儿就用不着说，用不着提醒。

　　小水牛愚钝，我老是觉得这个世界上真正重要的事情是用不着督促的，那些需要三番五次提醒才去做的事往往都不会重要到哪里去。像我们今天讲的就有两件事情可以称得上真正重要的，一件就是男女交合之事。你们看，这事需要别人提醒不？不需要吧，没有人比我们自己更清楚这件事情了。当我们的身体到达适合交合生育的时候，自然而然就会从心里到身体产生一种难以压抑的交合欲望。这种欲望没法抑制，它会促使我们一定得去完成这件事情，不完成，人会难受得不行。所以这事儿哪里需要别人来提醒，来个人告诉你，嘿，你该交合了，这像话吗？哈哈。

　　话都说到这儿了，就顺便告诉大家，当人有性欲、性冲动的时候，其实是人身体最适合交合的时候。你们看人在幼年、老年几乎不会有性冲动，而在如日中天的中年是最冲动的。另外，女性每个月最性感、性欲最强的时候往往就是在排卵的那两天。所以正在备孕的朋友们，大家不用老想着什么时候交合最好，什么时候交合生出的宝贝最可爱，是早上？还是晚上？没有一定之规，夫妻双方在最冲动、最不可以忍耐的时候，那就是最好的时候。用吴谦老师的话说就是"有欲交接不可忍之状，乃天然节候，是成胎生化之真机也"。

　　同样的道理，喝水这事情也是用不着人提醒的，一些专家总是在电视上劝人要喝水，这完全是多余的。喝水哪里需要人提醒，我们说了水喝进去通过气化从上润泽而下，因而人不渴，所以如果上焦没有水降洒而落时，人即会感觉口渴。这一渴，人自然而然就会主动去喝水，没有水再辛苦也得去寻来喝，不喝，人受不了。

大家看，幸福其实很容易得到，"饥有谷入，渴有水饮，孤有侣伴"，这就是幸福。在唇焦口燥，饥渴万分时，得一大杯泉水，忘却所有事情就是一个劲儿地往下灌，水从喉咙凉入心间，将饥渴瞬间荡去，多可口的水，多舒服的人间，像那诗写的："渴得及时一瓢水，何羡瑶池有琼浆。"

渴欲饮水，水入则吐

不过大家别看这种幸福平平常常，你们知道吗，这可不是所有人都能如愿品尝到的。有一种人他很渴，然后他也有水喝，可是奇怪的是，无论他怎么喝水，这水就是解不了渴，这人喝了水还是渴，而且好像越喝水越觉口渴，越渴就越想喝水。是不是很奇怪，喝水解不了渴，这是什么情况呀？

这其实是脾阳虚弱不能运化水的表现。我们刚刚说了水喝进胃里后，得靠脾阳来蒸动，经过一个气化的过程，才能到上边润泽解渴，对吧？那要是这脾阳虚弱，蒸动不了这喝进来的水，这就不一定能解渴了。

水照样还是喝进肚子来，但是从下升炎来的萎靡的脾阳，就像几根小火柴面对这一大锅水一样，这脾阳根本就蒸化不动，不能把水"煮"开，也就是不能把这喝进来的水运化成雾气上腾。没有雾气上腾，纵使肺金再清凉，也是巧妇难为无"火"之炊，根本没有东西可以凉化为雨露，人的上焦是一片蝉喘雷干的干涸之象，半天也下不来几滴雨，人是干渴得不行。这就是人喝了水却还是觉得渴的原因，只因为这水喝了就跟没喝一样，水不能被气化，积在中焦就是一摊没有用的死水。

喝水解不了渴这事儿，听起来是有点儿奇怪，但还是挺常见的。这不，我们今天说的这个外风内寒病人，就是最容易发生这事儿的人。

本身就水寒阳虚，现在外边又多了不仅会吸阳还会散阳的风邪，人体内的阳气迅速减少，下焦能够来到脾土的阳气是越发稀少，这就很容易发生"水入不能止渴"的事情。水进来了，脾阳运不动，水全积在胃里，不能气化生津止渴。人喝了水还是觉得渴。这一渴，人就止不住要喝水，端起水杯就往里灌。本来脾阳就蒸不动了，现在又往肚子里加水，脾阳更加化不动。此时能够被脾阳蒸腾而上的水蒸气就变得更少，所以人反而更加口渴。这人就像陷入了一个魔咒，越喝水反而越渴，越渴就越想喝水，这时我们的胃就成了那存水的水缸一样，水拼命地往里倒，胃这缸里的水就越积越多，直到装不下了，撑得肚子鼓得像个球一样，人还是觉得渴，还是要喝水。问大家个问题，现在肚子已经装不下了，可人还是要喝水，你们猜会发生什么事情？

水缸装不下水，自然就会把水溢出来，溢得整个院子都是水。同样，这胃里都是水，人还是在喝水，这喝了的水根本就进不来，所以只能从哪儿来到哪儿去，逆而从口吐出，这就是仲景老师所说的"水逆"，所谓"渴欲饮水，水入则吐者，名曰水逆"。

　　大家注意，当人喝水已经喝到吐时，这就说明肚子已积满了水。我们说水有交通阴阳的作用，现在这水横积在中焦，那就非但不能交通阴阳，反而会阻碍阴阳的交通了。水拦在中焦，上面的心火下不来，下面的肾水上不去，水火不得交际，阴阳自相隔绝。

　　阴阳走向隔绝有多可怕，不用我说，大家肯定都明白，这正是今天说到的内容。所以别看现在撑得难受，不抓紧治疗，待会儿可就不只是难受了，人不被活活撑死，那也得被活活渴死。

　　那么怎么治疗呢？人现在肚子里都是水，却还是渴得不行，还是想喝水。可是人却喝不进水，一喝就吐，然后体表又有风邪、发热、头疼、恶风、流汗，好像所有糟糕的事情都堆在了一块儿，这怎么治疗呀？

　　虽然看起来确实很糟糕，但我们知道，综合来看就是外有风邪，内因阳虚而已。所以不必难过，只要遵小青龙汤之理，外解风邪、内燥阳气，就可以扭转乾坤、转危为安。具体怎么说呢？有请五苓散。

五苓散

茯苓十八铢　猪苓十八铢　泽泻一两六铢

白术十八铢　桂枝半两，去皮

上五味，为末，以白饮和，服方寸匕，日三服。

多饮暖水，汗出愈。

桂枝温通阳气而发表；白术、茯苓、猪苓、泽泻，内泻积水。

五苓散，可以说跟小青龙汤就是一门同气，两者的功效都是外散邪气、内温阳热。

不同的地方在于：小青龙汤散的是寒邪，所以用的是麻黄；而五苓散在这散的是风邪，所以用的是桂枝。正如《伤寒悬解》所描述："小青龙之表药，则用麻黄；五苓散之表药，则用桂枝。其里水则同，而表证之风寒则异也。"

风邪既解，下面就要来温补体内的阳气了。今天的温阳跟以往的也有点儿不同，以往我们就直接往里扔些温阳生火的干姜、细辛之类的药就行。今天不可以这样做，因为人现在中土蓄积了一大缸水，我们得先把这水清去，这水要是不清，那这些温阳的药吃进了肚子，就会像扔进海里的火苗一样，其药中的热阳一下就会被水扑灭，根本温补不了脾阳。所以我们得来清掉胃里这摊死水，怎么清呢？

为了清这摊水，仲景派上了四位在泻水界鼎鼎大名的将士，它们分别是利水仙药泽泻、渗湿妙丹猪苓、古松灵气茯苓、除湿金绳白术。

之前我们说对付中焦的湿气有两种办法：一是渗湿利尿，引湿气从下出去；二是燥土化湿，将湿气蒸腾上行，对吧？现在对付胃里这摊积水其实跟祛湿是一样的，也是有这两种方法：一是引水从小便走，二是化水为气往上窍去。

你们看，泽泻就是引水从小便走的好手。泽泻禀地之燥气、天之冬气而生，咸寒渗利，专走水腑而开闭癃，它泻水的能力特别强，强到号称可以将大泽的水都泻干，所以取名叫"泽泻"。仲景在这里用泽泻，就是希望它能迅速将中焦的积水从下窍泻走。

猪苓和茯苓，都是结在树根上的菌类。两者都是味甘而淡，所谓淡渗利水，所以猪苓和茯苓也是渗水利湿的好手。不同的是，猪苓是结在枫树树根的菌类，而茯苓是结在松树树根的菌类。我们知道，松树是一种阳气很旺盛、生命力很强大的植物，正是因为体内阳气特别足，所以它不像其他植物那样，那么畏惧冬天，有着"岁寒，然后知松柏之后凋也"的美誉。茯苓就寄生在阳气这么旺盛的松树上面，还是在这树全身阳气的源泉树根上，自然少不了就近取暖，所以茯苓具有温热之性。相对来说，枫树的阳气就没有松树这么强，所谓"松之概，挺拔劲正；枫之概，柔弱易摇"。因为阳气没那么旺，所以枫树相比松树而言更为柔弱，在最严寒的深冬，松树依然还坚挺，而这个时候枫树早就不知道秃到哪里去了。寄生在这般阳弱的枫树上，猪苓能得到的阳气就很少，所以猪苓偏阴寒之性。因为是阴寒之性，猪苓到了人体后，会一心一意地往下走，所以它渗利泻水更快捷。而因为茯苓是阳热之性，所以在利窍除湿时还可以温补脾阳。也就是说，它既能把水往下利去，还能温阳化水为气，这一物就把清水的两种方法都占了。

白术是这里面最有意思的祛湿化水药。我们都知道，凡祛湿利水之品都容易让人伤燥，道理很简单，水一不小心去多了，自然就病燥。但有这么一味祛湿药就不会有这个问题，这药就是白术。因为白术本身气味浓郁，汁浆醇厚，所以它边泻湿、边能补津液，边泻旧水、边生新水。

泽泻、猪苓、茯苓、白术，仲景老师用上了这四位在利水界各具奇能、各有造诣的将士，目的只有一个，那就是希望它们勠力同心，赶紧把胃里这缸死水统统清去，而它们往往都能不负所望。

把水清利后，接下来该温补脾阳了。我们说中焦之所以积这么多水，那根本原因就是脾阳虚弱，无法运水，现在水清了，得赶紧把脾阳生起来。但是好玩的事情来了，大家看：桂枝发汗祛风，泽泻、猪苓、茯苓、白术利水，五苓散就这几味药了，其他没了。大伙儿不信数一数，没有药了，都在这儿了。

这就有意思了，这不用温阳吗？没有道理呀，脾阳不生，水还是不能气化，这人待会儿喝水后还是得渴，可是没有药了，这是什么情况？

情况是有点儿特别，但却并不是不温阳，而是仲景老师让这里面的一个人身兼了两职，这个被委以重任的就是"桂枝"。

大家还记得我们是怎么说桂枝解表祛风这个功效的吗？

不记得了？嘿，这脑袋瓜一天天都在想啥，怎么啥都能忘？好吧，大家这回可要听好了，小水牛再说一遍。我们说了，麻黄解表那是很凶猛的，一进入人体后，就会马上升散到皮毛，掀起巨大的热浪，把邪气赶到天上去。桂枝的解表则不是这般凶猛，它是从体内慢慢卷起一股温热的气浪，这热浪从里逐步升到外，最后才对邪气完成致命一击。大家看，桂枝是从里一点点辛温而上的，所以它是有着宣通阳气、温补里阳作用的。而仲景老师在这儿就是抓住这一点，让桂枝来宣通阳气、运化水湿，就像《医宗金鉴》说的："用桂之辛温，宣通阳气，蒸化三焦以行水。"

事实上你们知道吗？如果人就这样把五苓散吃到肚子里，那么桂枝甚至不会发挥散邪的作用，而会成为纯粹温阳化水的药。也就是说，桂枝甚至不能在外散风，只会在里温阳，为什么会这样呢？

这与五苓散中的"散"有关系。

大伙儿注意了，五苓散是散剂，什么是散剂呢？那就是把桂枝、泽泻、二苓、白术粉碎成药粉，混合均匀，然后直接和着白开水就这样灌下去。你们知道，为什么在这里不像之前的麻黄汤、小青龙汤一样用汤剂，而要用散剂吗？这散剂有何特别之处呢？

这个问题挺有意思的。

在这里用散剂，倒也不是因为散剂有多特别，而是因为人喝不下汤剂。我们说了，人之前喝了太多水，肚子里都是水，所以现在根本喝不下整碗药汤。就算药效再好，这一大碗汤药咕噜咕噜喝下去，也没地方装，马上就得吐出来，药压根没有发挥作用的机会。这就是仲景老师在这不用汤药，而用散剂的主要原因。因为用散剂，人就可以不用喝那么多水，只需要一两汤匙的水就能把药送进去，如此病人的肚子更容易容受。

另外在这儿用散剂，还有一个好处，那就是散剂会留在中焦久一点儿，也就是桂枝、茯苓这些药以散剂的形式服下后，能更久地停留在中焦，就像徐灵胎老师在《伤寒论类方》中说到五苓散时所提到的："服散取其停留胸中。"

我们知道，中药发挥功效靠的是药的气与味。平常我们用水煎煮就是将药材的气味从药材本身释放出来，再以水为载体将气味送入人体。由于水和药之气味的组合是临时而不稳定的，所以汤药进入人体后，药的气味在脾胃的运化下会很快就释放出来，然后很快就从中焦散开。因此，在兵贵神速的解表祛邪之战中，仲景老师用的全是汤药。

相比汤剂而言，散剂就太稳定了。散剂本就是药材，只不过是捣鼓碎散一些而已。当我们服用散剂时，其气味是随药材的磨化一点点释放出来以发挥作用，所以这样药的气味是缓慢而持久地从中焦释放出来，气味会集中在中焦而发挥作用。这对于肚子里都是水的病人来说，有着很大的好处，因为这样就可以让桂枝、茯苓这帮温阳利水的家伙持续留在中焦清水。

但同学们，这也有不好的地方。那就是桂枝一直停在中土，这样就只有温阳利水的作用，而发挥不了辛散风邪的功效。所以同学们，人吃了五苓散后，一般都不会流汗，只会频繁地从小便排水，随着小便的进行，中土的水逐渐清去，人鼓得像球一样的肚子逐渐松瘪了下去。

大家注意了，这个时候人虽然舒坦了一些，但外邪还是没有解，所以医圣告诉我们，这个时候得开始喝热水，而且是多喝，用他老人家的话说就是"多饮暖水"。

多饮暖水的作用，就是激发桂枝的辛散之性，不能再一直待在里面了，是时候卷起小旋风，卷到体表，把风邪散走了。在热水的助力下，桂枝行经发表，人随后汗出表解。

泽泻、猪苓、茯苓、白术泻积利水；桂枝升阳行水，热水助以发汗。五苓散一行让表邪散去，让腹中宿水消除，随着汗出，人发热、头疼、恶风等外症一散而解。另外，积水消去，脾阳复原，新饮入的水一滑入胃中，随即就被脾阳点化成一阵雾气而上，这雾气犹如一声冲天而上的响雷，升到空中后炸开，散落成一场久违的春雨，这雨复苏了大地，滋润了万物，解渴了众生，布泽了安康。

只见，这时一颗小小的绿芽偷偷从土里探出了头，它带着刚刚诞生的生命和满身湿润的雨水……

小结：一视同仁的风寒

不知不觉中，我们已经把伤寒这道"二乘二"的题目给解了一遍，现在来总结一下。

虽然说了不少东西，但核心其实就是两句话：第一句，无论风邪还是寒邪，遇到内热病人，都会让人体内的阳热迅速增加，让人热上加热；第二句，无论风邪还是寒邪，遇到内寒病人，都会让人体内阳气迅速减少，让人寒上加寒。总的来说，就是一句话——"人逢风寒，热者益热，寒者益寒"。

"遇热就让热疯燔，遇寒就让寒疯凝"，这听起来挺诡异，但其中的道理却不复杂。

风寒本身并没有化寒、化热的本事，它们都是相当单纯的，都是纯粹地郁闭了皮毛，让阳气郁闭在体表，不管你是内热、内寒，啥人都好，它们都是这样一视同仁的。要说不同，那就是寒邪让皮毛郁得很严实，风邪郁得没那么严实。

　　只不过内寒病人，体内阳气不多，被这么一郁，就一点点外散至皮下腠理，遂造成了"阳气外泄"之象，因而人越来越寒；而内热病人，体内阳气太多，被这么一郁，一下子就把腠理挤得阳泄不通，接着便很难再顺利外出，遂造成了"阳气内郁"之象，因而人越来越热。

　　因为风寒皆会郁闭体表，所以它们皆会让内热之人更热、让内寒之人更寒。由于风邪郁而可泄，因而其热之、寒之的程度要轻一些，但也因此会让阳热之人更竭阴、让阴寒之人更亡阳。

　　是不是很简单？其实就是这么简单。

　　我们一直在说风寒外邪会让热的人变得更热、寒的人变得更寒，那大家有没有想过，要是来的人既不热也不寒，人阴阳调和、很是健康，这样的人被风寒外邪入侵之后，会有怎样的结果呢？

　　俗话说得好："天地之道，一视而同仁，笃近而举远。"风寒杀到健康的人面前，要是干不过营卫就算了，要是成功杀倒了营卫，那也是一样，就像带着把锁来一样，一下子就把皮毛郁闭住，然后体表的阳气就开始在皮下集合。说来很有意思，正常人体内的阳气较内寒的多，但比内热的少，所以人体内的阳气一开始也会像内寒病人一样，一点点"外泄"来到体表集合，然后集着集着，把腠理"集饱"后，上焦的阳气再想外散就很费劲了，于是便开始像内热病人那样，一点点郁闭在体内。所以健康的人，患上了风寒后，是会把阳气外泄和阳气内郁两个阶段都经历一遍的。但你们知道吗？神奇的是，不管是泄，还是郁，随便你怎么折腾，这人始终是不为所动，啥事也没有。这是怎么回事呢？

一开始，皮毛一闭，人上焦的阳气便真的像参加集会一样，都赶着去体表凑热闹。这时人体内的阳气会有略微的流散、损失，但这点儿损失，人根本不放在眼里。因为水暖阳旺，下焦有着大量热腾腾的暖阳从温暖而充盈的温泉一直往上升，这些暖阳来到中焦，马上又能将水谷蒸化成大量的阳气。所以散就散呗，我有的是阳气，我一个馒头下肚，这点儿损失的阳气分分钟就能补回来。所以因为这强大的生阳机制，人就算处在阳气"外泄"的阶段，依旧是水暖土燥、青龙昂扬，左升之道依旧是生机勃勃、热雾缭绕。

阳气外泄的阶段，转眼就平安度过。当体表和宣送阳气的经络都已经挤满了看热闹的阳气后，这体内落在后边的阳气想要再去看看也就没啥机会了，路都堵死了，没法再去了，于是就只能憋憋屈屈地待在上焦。这时上焦的阳气会有略微增加，但也不用担心这点儿增加。因为人体内上焦那场湿润而清凉的雨正一直下个不停，雨哗啦啦地下，稍多出的这一点儿热马上就会在肺金雨水的冲刷下消失得无影无踪，人照样心凉神清气爽。所以因为这强大的敛阳机制，人就算处在阳气"内郁"的阶段，依旧是火清土润、白虎俯首，右降之路依旧是藏意绵绵、凉泉潺潺。

所以大家看，当风寒来袭时，健康的人体内虽也会泛起一些波澜，但这波澜很快会化成小小的涟漪，在圆的转动下逐渐消逝。人体内圆运动还是会像以前一样和谐、均匀地转着，人最终会平静得就像啥事都没有发生过一样。

这就是风寒伤人的情况：里气平和、阴阳不偏不倚的人，受了风寒，就跟被一井绳绑住了似的，除了体疼、发热等外症外，内里基本不会有变化，既不会化寒也不会化热，全程就是单纯的外感证，因此只需要发一身汗把体表的邪气散走，就万事大吉了；而里气不平、阴阳有偏颇的人，受了风寒，那就跟被野兽死死咬住了一样恐怖，除了外感症状外，阳盛的人郁而生内热，阴盛的人郁而生内寒，诸症丛绕，险象迭生，治疗也就变得复杂棘手了。用黄元御老师的话来总结就是："风寒之伤人也，不能为寒，不能为热，视乎人之里气而为变者也。里气和平，则腑热不作，脏寒不动，始终在经，不能内传，但当发散其表邪，不必用温清补泻之剂也。里气非平而表邪外束，腑阳盛者，则阳郁而生内热，脏阴盛者，则阴郁而生内寒。"

所以同学们，我们总以为外面好危险，也总提防着外面的风寒妖邪，但到头来是吉是凶，其实是取决于我们自己的情况，取决于我们自己里气的情况的。

这风寒就好像是阎王派在人间索命的魔鬼，它索的都是那些不爱惜自己身体、放着好好的生活不过、非得把自己折腾得不像样的人的命，而始终会把健康、快乐、阳光的人留下来。

风呼啸过大地，满山的树被撼动得沙沙作响，叶子在风中如陨落的流星般飘落而下，落下的总是枯黄、衰老带着虫牙的叶子，人们在那树底下抬头看，树上却仍旧是一片葱葱绿色，造物主在云那端低头看，世界也仍旧是一片葱葱绿色。

或许这就是天地的大道吧。

第十论

太阳坏病——

这是一个

故事

伤寒，有麻黄汤；伤寒里寒，有小青龙汤；伤寒里热，有大青龙汤；中风，有桂枝汤；中风里寒，有五苓散；中风内热，有桂枝加葛根汤。

同学们，这就是我们这些日子以来学习的内容。看着这些证，看着这些方，大家此时此刻的心情是怎样的？有没有莫名的激动，而又莫名的感动，眼睛烫烫的？

从前觉得它们是那么的枯涩，那么的难懂，多么的无情，多么的让人讨厌，现在看来却是这般的有趣，这般的亲切，这般的智慧，这般的耐人寻味。别客气了，大声喊起来吧：

啊，中医，你实在太有魅力；啊，仲景，你实在太了不起了；啊，水牛，你实在太帅了。哈哈。

所谓"人生得意须尽欢，莫使金樽空对月"，既然感到兴奋，感到激动，那不妨就趁现在，放下所有的书，放下所有的琐事，咱到院子去，合着明月小酌一杯吧。

有所得，有心情，有明月，有美酒，有知己，夫复何求哟！

所以来嘛，吹着这夏夜清爽的晚风，照着这皎洁圆亮的月儿，大伙共同举杯小酌一下，顺便听小水牛讲一个故事，一个蛮特别的故事。

依葫芦画瓢

这个故事发生在东汉建安十五年（210年），这一年中国大地上发生了两件大事：一件就是吴国的周瑜死了，魏蜀吴三个军事集团的格局在这一年发生了剧烈的改变；第二件事就是我们的仲景老师，终于写完了《伤寒杂病论》，中医整个历史的进程在这一年发生了颠覆性的升华。

不过，此时我们的仲景老师的生活倒没有发生太大的改变，自从五年前辞了官职来到岭南后，他就一边著写《伤寒》，一边悬壶行医。现在他也是一样，每天起早贪黑地救治病患，要说不同，那就是著书的工作现在结束了，变成了每天要接待各种上门来传抄书籍的客人。大家可能有所不知，在仲景那个年代，书籍的传播可不像我们现在这么好。现在的情况是，水牛我就是只管写，写完了，出版社的编辑老师把稿件一收，写得太差了，马上退回，再见；要是编辑老师觉得过得去，把稿件一收，后续就可以印刷成书，几个月这书就可以通过发行渠道发到全国各个角落去。仲景老师那个年代，可没这么好，他们没有出版社，没有亲爱的华老师（本书编辑哦，哈哈），书写完了，完全只能要靠人一份份手抄传看。那个时候纸张特别特别贵，用竹简抄刻又特别费事，所以一本书别说传到整个国家，能在本县传起来那就很了不起了。

不过仲景的这本《伤寒杂病论》传播起来倒也没有很困难。在还没有写完这书的时候，仲景妙手回春、超凡绝俗的医术早就威震四方、名扬四海了，所以这书刚面世的时候，各种传说蜂拥而起。有的人说，仲景之所以医术这么厉害，完全就是靠这本独门秘籍，谁有了这本秘籍，谁就能拥有同样非凡的医术。然后还有人说，这本秘籍其实不是仲景写的，而是当年他在长沙当太守时，给了一个快饿死的乞丐一顿饱饭后，那个乞丐送给他的。话说乞丐将书送给仲景后，现出了真身，手持七星宝剑，骑坐黑虎而去，原来他竟是老祖天师张道陵（道家创始人）。后来关于这本书就越传越邪乎，说只要人摸一摸这书的真迹，不需要吃药，全身病痛统统就会消失，若是能诵读全文，那就可以原地白日飞升，得道成仙。

因为这些种种传说和读者的真实好评，五湖四海的人一时间都纷纷赶来一睹和抄写这本神书。仲景对待这些来自四方各色人等都一样，是有求必应，慷慨帮助。

这一天，在众多客人之中，来了这么一个人。这个人是：

面如傅粉三分白，唇若涂朱一表才。

眉翘心高头仰天，趾高气扬无事成。

这个人名叫田二，没有什么名号，就是一个读过一些书靠着一点儿小聪明四处溜达、骗吃骗喝的"二流子"，不过他祖上有一个人很有名气，估计大家伙都认识。大家上学的时候有没有读过一篇课文，讲述一个小孩子天性聪明，他爹给他请一个教书先生，先生教他一、二、三之后，他就把老师给辞退了，说这太简单了，自己已经学会了，后来他爹让他写信去请一个姓"万"的朋友来喝酒，那孩子差点儿没把自己累死的故事。同学们，这个孩子就是田二的祖宗。

田二现在就站在仲景家的门前，前几日闲逛到岭南这片地方，听大街小巷都在传仲景和他那本神仙书的故事。田二那是充满了好奇，于是一路打听找上了门。田二仔细端详了仲景的房子，就是一间普普通通、屋顶还漏着光的破房子，田二在心里冷笑道：

嘿，我还以为是何方神圣，就住这房子，闹半天是一穷鬼呀。

不过往里一看，就是这么一间破破烂烂的房子，里边却是挤满了人，田二也就没想那么多，来都来了，不得看个究竟再走。田二好不容易挤进了人群，只见仲景被围在了人群中间，但见仲景：

> 身穿布袍气非凡，两目光明如日月，
>
> 一尘不染似地仙，全神全气万丈慈。

田二看到这般的仲景，整个人都呆住了，自认走南闯北地见过一些世面，却从未见过如此人物，这绝非寻常俗子。田二恭敬地向仲景作揖，报姓名后，忐忑地询问能否瞻仰《伤寒杂病论》的真迹。出乎田二意料，仲景马上大方地将书卷奉上。田二随即就翻开了书看了起来。

"这书也没有传得那么神奇，不过倒也是理方皆俱的上乘医书。"田二一边看一边想，很快就把桂枝汤、麻黄汤的条文看完了。

随即请求仲景让其抄写书中内容回家诵读，仲景也答应了，并递上了一沓珍稀的纸张和一支笔，以及一壶清茶。田二谢过仲景后，唰唰地抄了起来，没半刻钟就把桂枝汤、麻黄汤的条文抄完了，于是起身收拾行装，与仲景告别，要回去了。

仲景有点儿惊讶，问道："为何就抄这一点儿，是其他内容不合贵眼？"

田二答道："够了，够了，这书不是名叫伤寒什么论吗？讲的不就是怎么治风寒的吗？桂枝汤是治风，麻黄汤治寒，这不就风寒都有了吗，何必还要那么费其余工夫，就不费您老的笔墨了，改日有成再登门谢您。"

　　仲景："这可不只是风寒呀，还有杂病呢……"

　　仲景话还没说完，田二已经不见人影了。

　　怀揣着新抄写的纸稿，虽然没见到啥神仙、仙籍，倒也学到了治疗风寒的医术，田二还是满心激动的。

误服桂枝人大渴

　　说来就是这么巧，激动的田二刚出门，没走几步，就遇到了一个妇人（曾氏）带着一个 10 岁左右的孩子，正急着出门。见那孩子一脸病气，田二顺势将那母子拦住，询问了情况。朴实的曾大妈便一五一十地说了起来："昨儿晌午突然下大雨，家里大人忙着收谷，这小子和一群孩子跑到外边玩耍，晚上发热、流汗，喊着头疼，怕吹风，睡了一觉仍不见好，所以便想去请张先生瞧瞧。"

　　"发热、流汗、头疼、恶风，这不就是太阳中风桂枝汤证吗？"田二大喜，我刚识风寒之术，这么快就让我有机会施展施展，这不是天赐良机吗？（水牛旁白：同学们，你们看，这田二是多聪明，就抄了一遍条文，出门马上就能辨别出桂枝汤证。真的，不努力你永远不会知道天赋有多重要，这天赋真是羡煞旁人呀。）

　　这么好的机会，田二当然不会放过，田二对曾大妈说："张仲景，张先生那里现在是人满为患，恐怕你排到太阳下山都排不到医治。"

看到眼前这人有点儿迟疑，田二马上施展起多年行走江湖的大招——吹牛。他随即吹嘘起自己的医术有多了得，世代为医，妙手可让锅里的母猪重新活起来。

老实的曾大妈真以为今儿遇见了神医，就让田二给医治了，她无论如何也没想到，这个神医在半刻钟前才读了人生中第一本医书。

田二装腔作势，又是摸脉，又是掐手指头，又是看皇历，然后口中念念有词："太阳病，发热汗出者，此为营弱卫强，故使汗出，欲救邪风者，桂枝汤主之。"（水牛旁白：这背诵能力也是让人惊叹。）

最后拿出三个铜钱在地上胡乱摆了一卦，接着大喊一声，如写咒符般疯狂地在纸上急书了一阵，写下了桂枝汤，原方照搬，并叮嘱她一定要在申时三刻服药，别时吃药无效，并要在吃药时，贴一张红纸在床底下，并要在门前撒半碗生糯米，余下再用半碗粳米煮成白粥，服药后续服。

临走前，田二故意压低了声音，跟曾大妈说："这可不是害了风寒，这是中了鬼邪，必须这些步骤一个不落才能平安，否则后果不堪设想。"

被田二这些架势镇得晕头转向，再听到鬼邪，这老实的妇人吓得腿都软了，说什么也不肯让田二这个高人走，赶紧备上好酒好菜恳请田二留下来，解救他的宝贝儿子。

说这田二虽有点儿神叨，但似乎有些功夫，只见曾大妈的儿子服了药后，流了一身汗，把被子都浸湿了，人真的马上精神了一点儿，只不过就一直喊口渴，喊热，并且汗还一直流个不停。

曾大妈感激地说："高人真是仙人下界，仅施一点儿神功就让愚子脱难，只不过为何他会口渴呢？"

"口渴很正常，因为他中的这个鬼，五行属水，这鬼走了水即缺，自然就口渴，你看他现在流出来的这些汗水，可不是一般的汗水，就是那只鬼的真身烂肉。另外得道之人，不收金箔，但得有失才合道，就取你灶上一点儿蠢猪肉还神吧。"说罢，田二就将人家灶台上整块大猪肉给拿了下来，然后就一脸得意地出门去了。

老实的曾大妈，那也一点儿都不计较，还恭恭敬敬地跪拜了这位远去的下凡的神仙。

话说曾大妈的儿子，喝了田二的药后，虽然身体、精神都好了一些，但口却是异常的渴，而且怎么喝水都没法缓解，到了晚上突然整个人大烦、大渴、大热、汗水如滚珠一样哗啦啦地流，妇人认为这肯定是身体内的"鬼"还没有走完，可是这下却找不到白天那个高人了，怎么办呢？没办法了，看着情况越来越严重，曾大妈背起儿子就往仲景那儿去……

同学们，看到这儿，大家是不是也好奇？这个曾大妈的儿子，发热、头疼、恶风，是一派桂枝汤证，没有错，对吧？虽然田二装神弄鬼搞了很多唬人的招式，但确实也是用了桂枝汤，按道理应该能解决问题，为什么现在这人喝了桂枝汤会大渴、大烦、大汗呢？这是什么问题呀？

这事现在对于大伙儿来说，应该就很简单了。那就是这个曾大妈的儿子在得了伤风的前一天，跟小伙伴们到田里烤鱼，吃多了这烧烤的东西，上火了，又加之后面伤了风，所以他其实不仅有外风，还有内热。问你们，病人是外风内热，该怎么治？

外风内热，外散风、内清热，行桂枝加葛根汤？

太棒了，确实只要整两剂桂枝加葛根汤，就可以内外双解，可惜他没有遇到我们，而是遇到了田二这个家伙呀……

外风内热，只用辛温发汗之法，会怎么样呢？（这个问题之前好像有留给过大家，大伙儿思考出结果没有呀？）

我们说外感内热病人，就像一座山口被封住想要爆发却不能爆发的火山，对吧？而我们也知道，桂枝汤是辛温燥热之品，所以这桂枝汤服下后，就相当于给这座蓄势待发的火山投入了一大罐汽油一样，只见人体内的热火在桂枝的助燃下，迅速升炎，接着"嘭"的一声，体内的邪火一下子将表邪和孔窍都轰开，火山彻底爆发了。

同学们，外感内热，只用辛温发汗之法的结果就是会导致火山彻底爆发。大家看，这个被田二误治的孩子现在就是一座彻底爆发的"火山"。体内的阳火疯了一样地往体表奔散，人大热、大汗；火山爆发式的大火疯狂地蒸灼本就稀缺的津液，所以这孩子拼命喊口渴。

再问大家一个问题，如果不管这孩子，就让他一直流汗、发热下去，你们猜会有什么后果？

如果放任火山随意爆发、任性燃烧，那后果会很惨烈，这孩子体内的津液会悉数被烧干，烧到末尾就剩一团烈火，最后这火一哄而散，人便撒手人寰。换句话说，如果不管他，那这孩子会一直冒汗，这火山会一直喷发，直到生命的尽头，所以这还是蛮危险的。

说话间，曾大妈已经把孩子背到了仲景医生的家里，仲景诊断一番后，眉头微紧，问道："为何病得这般热才来看呀？"

曾大妈答道："今天早些时候还不是这样的，就是有点儿发热、头疼，经一个叫田二的高人指点后，人眼看就舒服了一些，不知道为什么现在又变成这样。张先生，你说是不是这孩子体内的鬼还没有走，那田二高人说我家娃是中了鬼。"

听到了田二的名字，仲景赶忙问道："那田二是用的什么药？"

看着曾大妈拿出来的药方，仲景的心不禁咯噔了一下。桂枝汤，这不就是自己的方吗？仲景一下子全明白了，这铁定是原有里热，误用了辛温之药，才会导致这般热象。来不及再追问下去了，得赶紧清热降火，让这娃止住热汗，让这火山赶紧停止爆发，否则待会儿津液得流干了。具体要怎么办呢？

仲景正准备到药斗拿药时，只见自己的得意弟子杜度已经提前抓好药来到面前，等着自己来审查。仲景一看，色莹净如水晶的石膏，黄里透白如肉的知母，国老甘草，短圆粳米。好一个白虎汤，仲景对自己的弟子很是满意，轻轻地拍了拍杜度的肩膀，说了一句：很棒，抓得很准确，记住待会儿煮药的时候，再加三两人参下去。

白虎加人参汤

石膏一斤　知母六两　甘草二两，炙　粳米六合　人参三两

上五味，以水一斗，煮米熟，汤成去滓，温服一升，日三服。

杜度一开始听到师父的表扬还满心高兴，可是听到最后还得加人参，高兴的情绪一下子全散去了，换来的是满心的疑惑，为什么要加人参呢？杜度边烧火煮药边琢磨，这白虎加人参汤，就这样伴随着杜度的疑惑煮好了。

服下汤药后，神奇的事情出现了。这孩子不一会儿汗就止住了，人也不喊渴了，一下就安静了下来，折腾了一天到这会儿总算像解脱了一样，一脸轻松地睡在了妈妈的背上。带着两剂白虎加人参汤和对仲景的感激以及对田二的不满，曾大妈就这样回家去了。

病人走后，杜度实在忍不住了，向仲景问道："师父，刚刚为什么要在白虎汤中加人参，那孩子大汗、大热，体内阳热很剧烈，清热都恐来不及，如何还要加这生阳助热的人参？愚徒实在想不明白，这超乎常理呀，还望您指点迷津。"

仲景微笑着听完爱徒的问题，答道："病人上焦确是有大量邪火，而且这邪火正蒸夹着津液不断往外冒，这真如一座剧烈爆发的火山，此时用清热生津的白虎汤是对的，这白虎汤可以像一场酣畅淋漓的凉雨，从上焦往下淋，将这上焦爆发的火山，这上焦爆发的燥火，给淋熄下来，火敛汗止津回，人即得安，但纯用这白虎汤，在这儿容易出一个问题。"

"敢问是什么问题？"一脸认真的杜度追问道。

"你看，病人体内有大热，阳热爆散而出，人大汗淋漓，我们知道这肯定会令津液耗散，对不对？流出来的湿漉漉的液体就是津液嘛，但你看，这病人之所以会大汗就是因为阳气在外腾，所以流汗时，不仅津液在流散，阳气也在流散。所谓'壮火食气，壮火散气'说的就是这个事情。病人体内的阳气都疯了似地往上焦冲去，然后又疯了似地往外奔散，所以别看上焦热火朝天、热闹得不行，但往中、下焦一看，你会发现那并没有多少阳气。能明白吗？正所谓'坎中实、离中空'，身体内的阳气都争着外散，这下面阳气一直在流失，所以如此大热之证，反倒容易出现脾阳空虚的问题。"

"在这种情况下，如果一个劲地在上焦织云施雨，那么没等把上焦的邪火给清收下来，很可能会先把这脆弱的脾阳给浇灭了。脾阳一败，这火山可就会一下被我们治成一座了无生气的死山。所以治疗如此大热、大汗之人，我们要在白虎汤中加入人参，让人参在脾土中一直生火，保证脾阳这缕生气的小火在白虎呼啸的雨中，仍能昂扬、倔强地燃烧。"

"师父，我明白了，您是怕白虎汤消灭上焦山火时，顺带把脾阳给灭了，所以提前用人参护阳，使得火泻而土不伤，对吧？真是细致入微，徒儿受教了。"

外火劫汗凶如魔

师徒谈论得正起兴时，突然听见一声巨响——家门被人一脚大力踹开了，随后一群身披麻布服、头上戴白的人，抬着一个木棺闯了进来。其中带头最激动的一个人，一进来就一把抓住了仲景的衣领，大喊着说："拿命来，还我爹的命来。"仲景从混乱中挣脱了出来，急忙往棺材内察看，这一看，脸吓得马上青了。

躺着的这个人是何许人也呢？躺着的人是村里的有名富翁——贾员外。他奄奄一息，挥汗如雨，眼看就要不行了。

说来真是巧，这贾员外刚刚也经过了田二的治疗，而且就是被田二一手治成这样的。欸？是田二把人弄成这样的，为什么不去找田二算账，却嚷着来跟仲景索命？这是怎么一回事儿呀？

来，让我们把时间调回到两个时辰以前。

这个时候，田二刚从曾大妈的家里出来，正拿着那"治好"了人得来的猪肉兴奋地在街上四处溜达，边溜达边忍不住回味刚刚的壮举，心想："这仲景倒也是有点儿功夫，桂枝汤原来如此好用。"

就这么走着走着，田二看到一个老农在家门口起火做饭，可能是天气太过燥热的缘故，也可能是年纪大、手脚不好使的原因，老农生了一会儿火，汗滴就从脸颊上落了下来。他忙用手擦，那沾了火灰的手一下就把脸擦成了大花脸。

撞见了老农这般狼狈样，田二在一旁笑得前俯后仰，笑着笑着，田二的脑子像是突然被一颗流星击中了一样，只见他激动得直拍大腿："妈呀，我怎么没想到。那个仲景治疗风寒用的桂枝汤，还有那什么麻黄汤，说到底不就是让人发汗嘛。要发汗还不简单，我生个火，让人靠近火，不就能取汗嘛？天才呀，我真是个天才，人家都说他仲景是医圣，我要是不用药就能取汗，就能祛病，我岂不是比圣人还圣人？"

说罢，田二到老农的炉子里取了一烧黑的木条，在他那份抄写的伤寒稿卷上，写道："田二——医中超圣。"（水牛旁白：不得不说，田二真是聪明，看到做饭流汗，就马上能想到用火取汗，一下开启了艾灸火攻治风寒的先河。真的，就这等悟性，几头牛都难赶上。）

田二顿悟了用火取汗这个方法，比刚刚得到猪肉还要高兴，十分激动，想着得赶紧找个人来试试自己这个新鲜出炉、超圣绝尘的绝技。田二双眼寻觅，四处观望，只见不远处，一个门前摆着两只干净的大石狮、一对火红大灯笼的大户人家门口，熙熙攘攘的一群人正围着一辆马车在忙活。好奇的田二走了过去，抓住了一个正在忙活的人（这个人就是等会儿要去找仲景索命的那个人，也就是贾员外的儿子——贾虎），问道："你们这是要出远门？这般热闹。"忙得不可开交的贾虎，被这个不知道从哪儿蹦出来的二流子拦住，心情一下子就不痛快了，烦躁地答道："我爹受了风寒，现在要抓紧去张先生那儿看，别在这里挡路，赶紧走开。"说罢，贾虎就挥了挥马鞭，准备出发了。

又是"风寒"！哈哈，今儿就是注定要让我田二成为医中超圣呀。兴奋的田二又一把拦下了贾虎，说道："风寒我会治呀，而且我不需要用到任何药，马上治马上就能好。"

"你给我滚远点儿，我爹只相信张仲景张医生，其他人都不相信。"贾虎越发不耐烦地说。

"张仲景有啥了不起，那不过是我众多徒弟之中最不起眼的一个，你看这是不是他著写的书，你瞧瞧这上面写的啥？"田二拿出那卷伤寒稿，把"田二——医中超圣"那几个大字拿到了贾虎的跟前。

贾虎瞅了一眼后，彻底怒了："赶紧滚，从没有听过张先生有啥师父的，快滚，要不然别怪我手上的鞭子不长眼睛。"脾气颇大的贾虎，拿起鞭子就要打田二。

田二吓得赶紧退了一步，看着贾府的马车走了起来，最后大喊了一声："不要钱，治好了不要钱，一文钱不要！"

同学们，你们猜，发生了什么事？那原本飞奔而去的马车一下子停在路中间，马被勒得两前蹄都往天上翘，马车停稳后，贾虎的爹、富得流油的贾员外从马车内露出了他那圆圆的肥大脑袋，对这田二贱贱地说道："不要钱，倒也可以试试。"

你们看，不要钱的东西，永远就是这么有魅力。

田二此时也不在乎钱不钱，只想赶紧让他的绝技得以施展。田二拉着贾员外东拉西扯地了解了一番后，心里暗自偷笑，又是发热、流汗、恶风、头疼，这不就跟刚刚那小男孩一样嘛。

同学们，这贾员外的情况还真的是跟那小男孩的一样，不仅和表之伤风一样，就连内之病热也是一样的。而且这贾员外是一无酒不欢的酒鬼，所以他的内热情况还要严重一些。换句话说，这也是桂枝加葛根汤证，而且是更重的证。当然，田二是看不到内热的，他的"一样"，就是指一样的伤风。

又是伤风，不久前才有成功的经历，田二那是信心百倍。他在贾员外的屋子里，用木柴围成了一个圈，让贾员外坐于圈内，接着把所有门窗关得严严实实，最后便点燃了木柴，就这样烧了

起来。另外他又装模作样地在火圈
外边撒了一圈糯米，说是防止外边
的妖魔入内。

　　趁着木柴在烧的时候，小水牛
问大伙儿一个问题呗。你们说同样
一个伤风证（这里指纯粹的太阳中
风证），用桂枝汤治疗和像田二这样
用火烤，哪一个出汗出得快，散邪

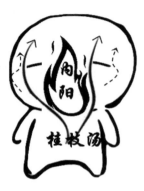

汤药散邪，由内而发

散得快？（温馨提示：我们说过桂枝汤喝进肚子后，就会变成一
股热浪，直往外散，对吧？这桂枝汤的热浪里面好歹还有滋阴和
阳的芍药，现在用火烤，这火可就是纯粹粗暴和燥烈的，所以你
们想想，哪个能更快发汗？）

　　答案是桂枝汤，没想到吧，哈哈。

　　为什么会是桂枝汤更快发汗呢？

　　听起来确实有点儿奇怪，但这其中的道理却一点儿都不复杂。
我们知道，桂枝汤是被我们咕噜咕噜一碗喝进肚子里的，对吧？
所以桂枝汤是直接进入我们体内的，它是在体内直接掀起来一股
由内而发的热浪，然后这热浪一下子就和我们体内每时每刻都琢
磨着外散的阳气走到一起，它们俩同道而行，同心勠力，风风火
火，很快就把风邪给冲散出去。

　　而像田二这样用外火劫汗，情况就不是这样了。火虽然更为
猛烈，但这火并不是直接打入内部的，它是从外一点点往里烤，
大家能明白吧？就像烤猪一样，火是从外向内烤的，所以先熟的

永远是最外边的猪皮。火这燥烈的热气是从外往里攻的，而我们知道，人体内的阳气是从里向外散的，正可谓"城外的人想进来，城里的人想出去"。当内在的阳气蓄势待发，正准备冲破阻拦而外出时，发现外边的燥火就像来逃难的难民一样，一窝蜂地全拥了进来，一时间无论内阳还是外火，全挤在体内，人这时便很难会有汗出。

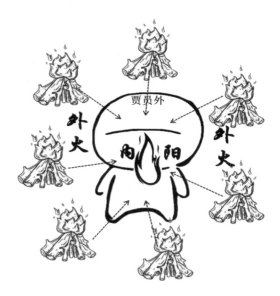

火劫发汗，外火逼退内阳

不过这只是灾难爆发之前的短暂寂静，随着阳火在体内越积越盛，直到积无可积，或者再没有外火往里逼近时，人体内那强行积压在内、忍无可忍的阳火便会全速喷散而出。所以用外火攻邪，人一开始不会出什么汗，但到了后面则会大汗。这也就是我们平常在太阳底下奔跑、运动不怎么流汗，可停下来到树荫下乘凉时，却反而会猛出汗的原因。所以热衷于使用艾灸、温针治疗风寒外感的朋友们，很遗憾地告诉你们，用艾灸、温针的效果，其实是没有内服汤药取汗那么快、那么好的。

不过对于贾员外来说，现在可就不是好不好的问题了。贾员外原本就病热，体内原来就有大量邪阳，现在外劫的燥火之烈气又从四面八方往里侵入，外火与邪阳在体内如火星撞上地球一样，两相熏灼，猛烈燃烧，贾老爷真的就像架在火上烤的猪肉一样，任由烈火无情地烧灼。不一会儿，贾员外就受不了了，烈火迅猛地挥干了上焦的津液，他感觉到大渴难耐；邪热流窜到肌肉和体表之间，他感觉到整个身体炙热无比，像着了火一样疼；大火扰乱心神，他烦躁得不可忍耐。贾员外实在顶不住，说什么都不肯再"治"下去了，疯了似地要离开火圈。

这时的田二也有点儿纳闷，等了这么久怎么还不见流汗呢？难道是烤的时间不够？应该是这样，对，就是这样！田二马上对贾员外的儿子贾虎喊："别让贾老爷出来，赶紧按住他，这是他身体里的妖魔痛苦难忍的表现，再坚持一会儿就能把魔头烧死了，这个时候不能放出来，否则前功尽弃呀！"

看到自己的老爹如此痛苦，再听了田二这番话，平日里嚣张得很的贾虎这个时候也蒙了，没有主意，也不敢有异议，马上叫了几个仆人一起把贾员外死死按在火圈内。贾员外那是连哭带求也不得逃脱，好生凄凉。

就这样，贾员外继续被火无情地、猛烈地、绝望地烧灼。突然一直反抗闹腾的贾员外"安静"了下来，火熏灼了整个肌表的精血，人全身像被烤熟了一样"发黄"，体表皮毛失去了滑润之色，变得干枯涩燥，强行积压无处可去的邪火上冲到口腔，一下烧得他整个口腔溃烂、冒火疱，最后这实在无处安放的烈火烧破了经络，胁迫着里边的血液就直往上冲，可怜的贾老爷，喷了一大口热血，人就昏倒了。

这情形把贾虎吓得心提到了嗓子眼，他赶紧将老爹抱出了火圈，放到了凉快的地上。只见一直不怎么出汗的贾老爷，这时汗如滚油一般地出。

同学们，你们看，原本这就是一个由风寒导致的小证，在一通误治后，一下就成了这么严重的危病。所以说医家无小事，大家可要以田二为戒，莫把这事当儿戏。

田二是没有这份敬畏之心了，看到了这番猛烈的变化，他在慌乱的人群之中，使出了他平生修炼得最成功的绝技——三十六计，走为上计，一溜烟儿地就跑得没有了踪影。

汗出热散去一点儿后，贾员外在昏昏沉沉中抓住了跪在地上哭泣的贾虎的手，使劲了所有力气，反复喊着："赶紧到张仲景那儿……赶紧到张仲景那儿……"

找不见田二、慌得失了神的贾虎，听到老爹的喊话，一下回过了神，对仆人说："对！对！对！你们马上去取老爷备着的木棺和寿衣，那田二不是他仲景的什么师父吗，父债子还，我们去找他偿命！"

贾虎抬着棺木，贾员外躺在棺木中，他们一群人连走带跑地赶到了仲景的家，贾虎一脚把门踹开。这就有了之前的那一幕。

看到了仲景在里屋，贾虎直奔过去，一把抓住了仲景的衣领，大喊着说："拿命来，还我爹的命来。"

仲景正和自己的徒儿聊得起兴，突然看到这方阵仗，心里不免有点儿凌乱，但他敏锐地听到木棺之内还有动静，仲景连忙挣脱了贾虎，来到棺前，往里一看，心凉了半截。这人不就是自己的好友贾员外吗？怎么会成这般模样？躺在棺内的贾员外模模糊糊看到了仲景的身影，慌乱地伸出了手，仲景赶紧伸手牵住。贾员外有气无力地说道："救我，救我……"仲景郑重地点了点头，让其莫再出声，莫再耗动真气，然后便把起了脉。脉躁急异常，跳动上溢鱼际，这是火盛亡阴，阳气将要脱亡之象。这是动辄欲死的危证呀，这还有没有的治？

突然仲景观察到，一股黄色液体顺着贾员外的腿根流了下来，是尿！是尿！还有尿，就还有的治！

为什么仲景看到贾员外排了尿这般激动，直嚷着说有尿就还有的治呢？

此时仲景是没有时间来做解释了，就让我们自己先跳出故事来分析一下吧。

所谓"水出高原"，平日里我们喝进肚子里的水，被脾阳蒸化到上焦，受肺胃凉降后，会化为雨露降洒而下。你们知道吗？这降洒的水是有精粗之别的，其中精细的部分会渗透进入脏腑化为津液，而剩下粗浊的部分会归于膀胱成为尿液。尿液具体的形成和排泄过程，我们之后再详细说，现在大家只要记住水出高原，尿得通过肺胃降收，是从上而下形成的就行。

现在贾员外仍有小便利出，说明在熏天大火之中，其肺胃仍能降收，体内仍有一丝阴水从右路漂流而下。换句话说，这个圆运动还是成圆的。要是已经没有小便可排了，那就说明大火已经将肺津、胃阴烧得一干二净，他的整个肺胃右收机制已经彻底崩溃了，圆运动已不再成圆，人就只剩下一团直升不降的烈火。到这个地步，阴气已绝，就没法回春了。这就是仲景看到小便如此激动的原因，有小便，就说明肺胃之气未绝，真阴未竭，这就还有的治。正如成无己老师分析得那样："小便利者，是阴未竭，犹可治也。"

仲景看到贾员外排出的熏黄的小便后，非常激动，一边喊着还有的救，一边急着往药斗走去。

然而怒气冲天的贾虎却一把将仲景给拦住了："救什么救，都这样了还怎么救，我是不会信你的鬼话的，我爹就是你的好师父田二给弄成这样的，你说怎么办吧？"

仲景现在像是得了魔怔一样，好似完全看不到、听不见，就一直在嘀咕着救治的办法："阴虚水涸，得急泻火存阴，对，要急存阴……"

一旁的徒儿杜度挡在了仲景的身前，答道："田二，又是田二，他怎么就成了我的师祖，根本就没有这回事儿。那人今天早上才是第一次来抄写书卷的。"

贾虎暴怒了，听不进任何解释，从怀里掏出一把尖锐的匕首，大喊："我不管，父债子还，天经地义，今天你们必须给我爹一个交代！"一时之间，电闪雷鸣，天下起了暴雨。

就在这时，木棺内发出了异样的动静，一直在琢磨着治法的仲景听到响动，猛然惊醒，快步走到棺前，只见贾老爷已经开始自言自语地说着胡话，两手胡乱无制地摸着棺板，这是"撮衣摸床"，心神大乱将欲涣散的恶象呀，这已经到了千钧一发的时候了，再不治疗马上就没有机会再治了。

没有办法了，不能再拖了。只见仲景一把从贾虎手上抢过了匕首，说时迟那时快，他抬手就将匕首往自己的右大腿上插了下去，顿时鲜血直流。锋利的匕首，就这么往大腿插，仲景只是皱了一下眉头，却没有喊叫一声，他不觉得疼，为什么？因为这个时候他甚至没有多余心思来感受"疼"呀，我们的好仲景。

在场的所有人全被吓住了，原本嚷嚷得最厉害的贾虎此时也被吓得不敢出声。觉出疼来后，仲景汗都出来了，他颤抖地向贾虎说道："这一匕首算先赔一点儿罪，后面的账，还请容许我救治完令尊后再算，可好？"

贾虎被眼前这么一位伟大、光辉、舍己的人完全震住了，微颤地答："您……怎么说……怎么好。"

仲景在杜度匆忙地包扎止血后，随即马上开始治疗贾员外，那仲景是怎么治的呢？这般危恶之证怎么治呢？

很抱歉地告诉大家，关于治疗方法，仲景老师并没有记录下来，他只在书上说："小便利者，其人可治。"然后就啥方法也没有留下。很遗憾，真的很遗憾。后世一些医家对于这个治疗方法倒有一些见解，像黄元御老师、汪琥老师等都有自己的看法，感兴趣的同学可以自行去寻觅哈。小水牛在这就不胡乱分享了，一则大伙儿应该也用不上，二则我希望大伙儿永远没有用上的那一天。

虽然无从知道具体下的是什么药，但小水牛可以确定地告诉大家，那定是清热生津之药。仲景和杜度两人忙到了深夜，总算将病情控制住了，躁动异常的贾员外恢复了正常，睡着了。屋内的人折腾了一天，包括杜度和贾虎，随后也都纷纷倚着墙睡下了。

现在屋里只有仲景一个人在忙活。因为治疗如此重热之证所用的清热生津之药，一次不可服太多，服太多容易药重沉于下焦而伤了脾肾之阳。但是服得太少，病重药轻又没有效果。必须要反复、勤快地给药，所以他每隔三刻就将生津补阴的药物一点点滴入贾员外的嘴里，就这样，不知不觉东方已经发白。

贾员外醒了，喊着口渴，仲景欣喜地打来一碗水。大难不死的贾员外边喝水边流下了老泪，一手紧紧握住了仲景的手，激动地说道："先生，实在对不住，都怪我，我早该知道那田二是个骗子，您蒙受着不白之冤，却仍不惜舍己性命也要救我，老生下辈子做牛做马也无法还这份恩情啊。"

听到老爹激动的声音，贾虎醒了，看到父亲流着泪在感激仲景，贾虎一下双膝跪倒在仲景面前，磕了整整三个响头，忏悔道："先生，我不该轻信田二是您师父这样的鬼话，我没脸求您原谅，等我去宰了田二那个混蛋，再回来向您负荆请罪。"说罢，贾虎就叫醒了随从，冲了出去。

见此情形，仲景赶紧叫醒徒儿杜度，安排他再每隔半个时辰给贾员外进一次药，然后就连忙出去追赶贾虎，恐其惹下大祸。

话说这个时候，我们的田二在干什么呢？

自食其果犹怨人，是福是祸未可知

田二自从贾府脱身后，心就一直跳个不停，只想着一件事情，那就是赶紧跑，得跑远点儿，可千万别被贾府的人抓到。他一口气就跑到了天黑，见天色已晚，又乏又饿的田二看见了一座土地庙，就躲进了庙里。

大伙儿有没有在农村见过土地庙？过去人们大多都以农耕为活计，所以对土地特别尊敬。传说每一片土地下面都住着一个管理这片土地的神，所以几乎每个村落都会建一座土地庙来供养这个土地神，以祈求风调雨顺，安居乐业。这土地庙一般建得都比较简陋，基本上都是由三面墙和一个房顶砌成的，有一面是完全敞开的。空间也不会很大，放下一张敬奉土地公、土地婆的神台后，也就没有什么空余的位置了。

田二现在躲进的就是一座这般简陋的庙。长年走南闯北的田二，早就习惯了庙、寺、观的生活，只见他进庙之后，随手就把神台上的贡品拿了下来，然后躺倒在神台下面就吃了起来。

腹饱心平复后，田二琢磨起了刚才发生的事情，他是这么想的："同样是伤了风，按道理发了汗就行，为什么用桂枝汤就能治好，用火取汗却是这般危险，这是为什么呀？难不成他仲景那书真是出自天师之手，有神鬼庇佑？"

大家看，人呀，鬼话说多了，不知不觉是会相信鬼的。

田二想着想着就睡着了，睡到半夜，天忽然电闪雷鸣，风雨呼啸乱作，大雨打入了庙内，睡梦中的田二一下子被打湿了。他惊醒后，无处可躲，蜷缩在墙角，受着风雨，就这么过了一夜。他不知道，此时此刻，村的那一头，仲景正拖着一条伤腿，在全神救治贾员外，那个险些葬送在他手上的贾员外。

第二天太阳出来后，田二感觉整个人都不对劲儿，乏力得很，怕冷得很，喘个不停，全身上下都疼，腰也痛，头也痛，四肢各个骨节也痛，一摸额头，很是烫手。

聪明的田二知道，自己可能是受寒了。紧守着"宽以待人，严于律己"的人生哲学，这一回田二没有贸然行动，而是拿出从仲景那里抄来的书卷，仔细地看了起来。经过好一番学习、反复推敲后，田二抓住了上面的一句经文："太阳病，头痛，发热，身疼，腰痛，骨节疼痛，恶寒，无汗而喘者，麻黄汤主之。"

没错了，头痛、发热、身疼、腰痛、骨节疼痛、恶寒、无汗而喘这些症状我统统都有，理当适合麻黄汤，应该不会有太大问题。于是田二花掉了身上不多的所有银两，买来了三剂麻黄汤和一个锅，就在土地庙前烧火煮药。

因为有了昨天的前车之鉴，田二显得格外小心，只喝了一小碗药。可发现喝了药后一点儿汗都没有，于是又喝了一小碗，还是不流汗，索性就整锅药都咕噜咕噜喝了下去。这一喝，汗出来了，而且一出就出个没完。虽然不是大汗淋漓，但汗就是流个不停，并且这汗越流，田二就越觉得冷，最后冷得双手不由自主地交叉怀抱在胸前（仲景原话是：其人叉手自冒心），缩成一团瑟瑟发抖。

欸？我们知道贾员外和之前那小孩，发汗之后，汗也出个不停，可人家那些汗都是热汗，对吧？这回田二发汗后，也汗出个不停，但却是冷汗，这又是怎么一个情况呢？

情况是这样的，田二因为常年漂泊，居无定所，食无定时，常常饥一顿饱一顿，导致身体阳气匮乏，实乃水寒土湿之病体，加之昨夜受了寒邪，所以他现在的情况跟贾员外他们外风内热不一样，他是外寒内寒，也就是我们说的小青龙汤证。

有意思的事情来了，内热的人，发汗后大汗淋漓，这好理解。我们知道外感内热之人，就是一座要爆发却不能爆发的火山，辛温之药投进去后，一下子打开了山口，里面憋了很久的"山火"顺势而发，人则大汗出。但田二现在是外寒内也寒，体内没有憋郁的山火，当体表孔窍散开后，体内的阳气并不会争着往外散，按道理人不应该再流汗呀？

说了大家可能不相信，你们知道吗，外寒内寒的人之所以发汗后汗流不止，就是因为体内的阳气不争着往外散，而且是阳气越不外散，人越出汗。听起来是不是很荒唐？众所周知，"阳加于阴谓之汗"，人之所以会流汗就是有阳气蒸腾着阴水而出，现在却说阳气不散人反而出汗，而且阳气越不散，汗越出，这是哪门子道理呀？

事情是这样的。

麻黄汤进入体内后，还是一如既往地卷起巨大的热浪，将寒邪和被寒邪折腾得不再和谐的营卫，一口气从体表上冲散出去。

到这儿都没问题，麻黄汤散邪出汗，还跟往常一样。下面的事就不同了，我们都知道正常情况下，当汗出邪散后，人体内的阳气紧接着马上就会来到体表，然后在苍天之气的同化下，化成卫气，一把将所有孔窍重新给关上，这就是正常人喝了药、发了汗后，随即汗就会停止的原因。

现在也是一样，麻黄汤将体表清空后，人体内的阳气也会赶来化生卫气，也会来关门。但不同的是，现在人体内阳气不强盛，病恹恹的阳气往体表走得很慢，很稀疏，并不能一下子马上布满到皮毛的各个位置。

这就造成了一个问题，那就是体表有的地方有阳气，这些地方化生了新的营卫，但有的地方还没有阳气，还在等待新营卫"上岗"。这个时候，人的体表就像是一件正在被修补的"盔甲"，处在一个一点点恢复牢固、恢复密实的修补过程。在这个修补的过程中，体表由营卫组成的这个防御屏障是这一窟窿、那一窟窿，一副破破烂烂、百废正在兴的样子。

在这种状态下，人体内的阳气晃晃悠悠来到体表后，有的会受苍天之气同化变成新营卫，但也有一部分会从正在敞开的孔窍、从那些窟窿中偷偷溜出体外，这就形成了汗。大家能明白吗？因为体表不固，孔窍不闭，所以一同升散而出的阳气，有的会化生营卫填实腠理，有的则会从缝隙中跑出来。这其实就是我们之前说过的，阳虚自汗。

阳虚表不固而为汗，随着汗出气泄，人体内本就萎靡的阳气会变得更加虚弱，所以人越流汗会越觉得冷。

说到这儿，大家应该知道之前为什么我们会说"人体内的阳气越不散，人越流汗"了吧？

道理很简单。人体内的阳气越强大，升散得越快，那么就能越快地把体表这层营卫防御屏障修补好。这密实、闭敛的屏障一修好，孔窍闭阖，汗也就无从出去了。反之，阳气越弱，升散得越慢，弄了半天，体表的卫气还是支离破碎的烂网，那么人里边的阳气就会一直带着津液往外流。体表这道营卫屏障一天不修好，人一天不止汗。

要治疗这种阳虚自汗，方法也简单。既然是因为里阳不足导致表阳不固，那么我们只要用参、附等温阳之药补阳实表，赶紧往体表增派阳气，把体表这层屏障、这件盔甲给修好，自然就可以做到表实阳固汗停，就像《景岳全书》里说的那样："自汗者属阳虚，腠理不固，卫气之所司也。人以卫气固其表，卫气不固，则表虚自汗而津液为之发泄也，治宜实表补阳。"

不过，我们的田二，从开始学习到行医看病，加在一起还不到两天的田二，他哪里知道什么表虚漏汗，什么体表屏障。他喝完麻黄汤，只觉得身上好冷，以为还是伤寒未解，寒邪没散，于是把心一横，索性就把剩下的那两包麻黄汤都一锅煮了，然后敞开喉咙一口气把熬出的汤药都咕噜了下去。

这咕噜一喝，唉，那是相当可怜。

本来阳气就够贫苦、够萎靡的了，现在这杀千刀、讨债的麻黄汤又来了，这一来如同盗贼般的麻黄汤在人体内刮起一阵飞沙走石、非常强烈的黑风，把田二体内所剩无几的阳气连同还没来得及修好的营卫守护队，都一并掠夺走，化作污汗而逝。唉，人生已是如此凄凉，为何还要苦苦相逼，经过麻黄汤再一次疯狂地抢杀掳掠，田二体内那可怜的阳气可谓被逼到了山穷水尽的绝境。难，太难了，黑风大贼呼啸而过后，留下了三三两两的残兵败阳。这残败的阳气拖着伤腿、断臂，踉踉跄跄地向体表走去。难以得到阳气有效支援的体表，如今破烂得就像一个筛子一样。

因此，只见田二把麻黄汤喝下后，又疯狂地出了一场大汗。大汗过后漏汗不止，汗流个没完，越流汗越觉得冷，正气亡泄，身子也越发觉得疲惫，最后疲惫到连抬手都觉得费劲（仲景原话："四肢微急，难以屈伸"），这就到了阳气已经无力温养四肢的地步了。

田二慌了，这是他两天来第一次真正觉得慌，要知道昨天在贾员外那儿还仅仅是怕而已。

田二强打起精神，倒掉了锅里的药，把昨天从曾大妈那挣来的猪肉，放了下去，注入一点儿水，煮起了汤来。强撑着干完这些活，田二满身是汗，一下瘫倒在了墙角。田二看着这正在煮的猪肉汤，心里无限伤感——都说每一个浪子，其实都有一颗想要归家的心——病倒在异乡的田二想家了，他下定了决心，等喝了这汤，身体暖和一点儿，精神一点儿，马上就回家去，家里还有我最爱的孩子和那最心疼的妻呀。

就在这时，那个被田二骗走了猪肉的曾大妈出现了。说来也巧，本来曾大妈睡了一觉，早把田二这事儿给忘得差不多了，却没想到这一早出来放牛，竟在这儿又碰见了。这一见，气就不打一处来。

思乡忧郁的田二，看到曾大妈，心里却一下敞亮了很多。这不是我昨天医好的那小孩的老妈子嘛，真是天无绝人之路，向她讨几个回家的盘缠应该不成问题吧？

就在田二摆着笑脸正要开口时，曾大妈一副讨债的黑脸说道："昨天那猪肉呢？"

这话问得完全出乎田二的预料，田二一下子傻住了，张开的口不知该说什么，他只能伸手指了指锅。

曾大妈脾气也上来了，上前看到猪肉正在锅里煮着，用脚一下就把猪肉连同锅端倒在地，喊道："让你吃，你还有脸吃！"

田二有气无力地吼道："你这是做什么？你恩将仇报！"

曾大妈："恩你个大头鬼，你那药喝得我儿大汗、大渴，险些害了命，你就是个骗子！"

那药喝了大汗、大渴？那药没有效？？那桂枝汤也是没有效的？？？

"我明白了！我明白了！！原来都是假的，这一切都是假的，什么仲景的书，压根儿就是害人的东西。什么桂枝汤，什么麻黄汤，什么发汗，统统都是假的，都是没用的。"听完了曾大妈的控诉，田二知道自己压根儿就没有治好过人，联想起后来的贾员外和现在的自己，田二坚定地认为，这一切都是仲景害的，都是他的书害的。（水牛旁白：田二呀，田二，你的脑回路为何总是这般特别。）

这时，赶来收拾田二的贾虎来了。贾虎干净利落，啥话也没多说，抡起拳头，就往田二身上打，这一顿好打，可是相当精彩，有词为证：

　　贾虎怒火憋一身，所有不平发于拳。拳来脚去施威风，病倒田二如烂泥。挨打不应更恼怒，又是一顿猛打加痛踢。

　　正打得兴起，这时拖着伤腿的仲景赶到了，一下子就拦停了贾虎。仲景看着缩在墙角、死死护着头的田二，心里很不是滋味。仲景上前去察看田二的情况，这一察，仲景发现不对劲，怎么这田二直冒汗，手脚冰凉得很？于是便关切地问道："你这是怎么了？身体有哪些不舒服？"见田二仍抱着头，不作答，仲景看到了撒落在地上的猪肉和药渣，上前一看，心惊了。匍匐如烂虫状的麻黄，泡水腐枝般的桂枝，死白碎散样的杏仁，还剩一残破的甘草，这是麻黄汤，而且是很大剂量的麻黄汤呀。仲景紧张地追问道："这汤药你全喝了吗？现在是不是冒着冷汗、疲乏得很？你怕是发汗太过伤了元阳，得赶紧治疗呀！"

　　听到"治疗"这两个字，一直缩在墙角的田二，勃然而起，好像一下来劲儿似地站了起来，然后将怀里抄的《伤寒》书卷一把扔回给了仲景，满目凶光地喊道："别猫哭耗子假慈悲了。你就是个混蛋，这混蛋的东西还你，就是因为这东西，我今日才落得如此狼狈，都是你害的，都是这书害的，我后悔来到这里，我后悔见到你，我更后悔读了这书！！！"说罢，田二挣脱了人群，带着满身的伤痕，离开了这片是非之地。

　　从此，田二再也没有在这个地方出现过，有的人说他回家老老实实种了一辈子地，也有的人说他到了北方混吃去了，也有的人说他后来跑出了国门，还有的人说田二活到了民国，直到现在还活着……

归家，忙乱了两天的仲景，一个人躺在床上，拿起田二抄写的那份书卷，盯着"田二——医中超圣"这几个字，思绪万千，脑中一直回响着田二说的话："……都是你害的，都是这书害的……"

是呀，就是这书害的，要是他没有看过这书，就不会有这些误治了，可是我耗尽了这一辈子心血写这本《伤寒杂病论》，初心可就是希望这世界能再少一些人被误治呀。为什么会是现在这个样子，这书带来的到底是福还是祸？我到底该不该写这本书呀？

这时，一股透着祥光的风，轻轻地吹进了窗户，风吹翻开了仲景书桌上，他那本最爱的书——《道德经》，这经书正好被风翻到了第十八章，上面的经文这样写道：

　　　　大道废，有仁义。智慧出，有大伪。

未完，待续……

　　伤寒的序幕已经拉开，高潮的戏码却还没有上演，下一论我们将开始前去探索那传说中的"传经之理"。我们知道现在许多人都在说六经辨证，而我们却说《伤寒论》就讲了两件事——一是外邪如何让阳病里热病人疯狂走向极热；二是外邪如何让阴病里寒病人疯狂走向极寒。六经辨经和这两件事有什么关联，是否矛盾？还是他们就是一回事？来，一切未完，待续……

　　事情并没有这么简单，事情却也没有那么复杂，相约后传，我们不见不散。